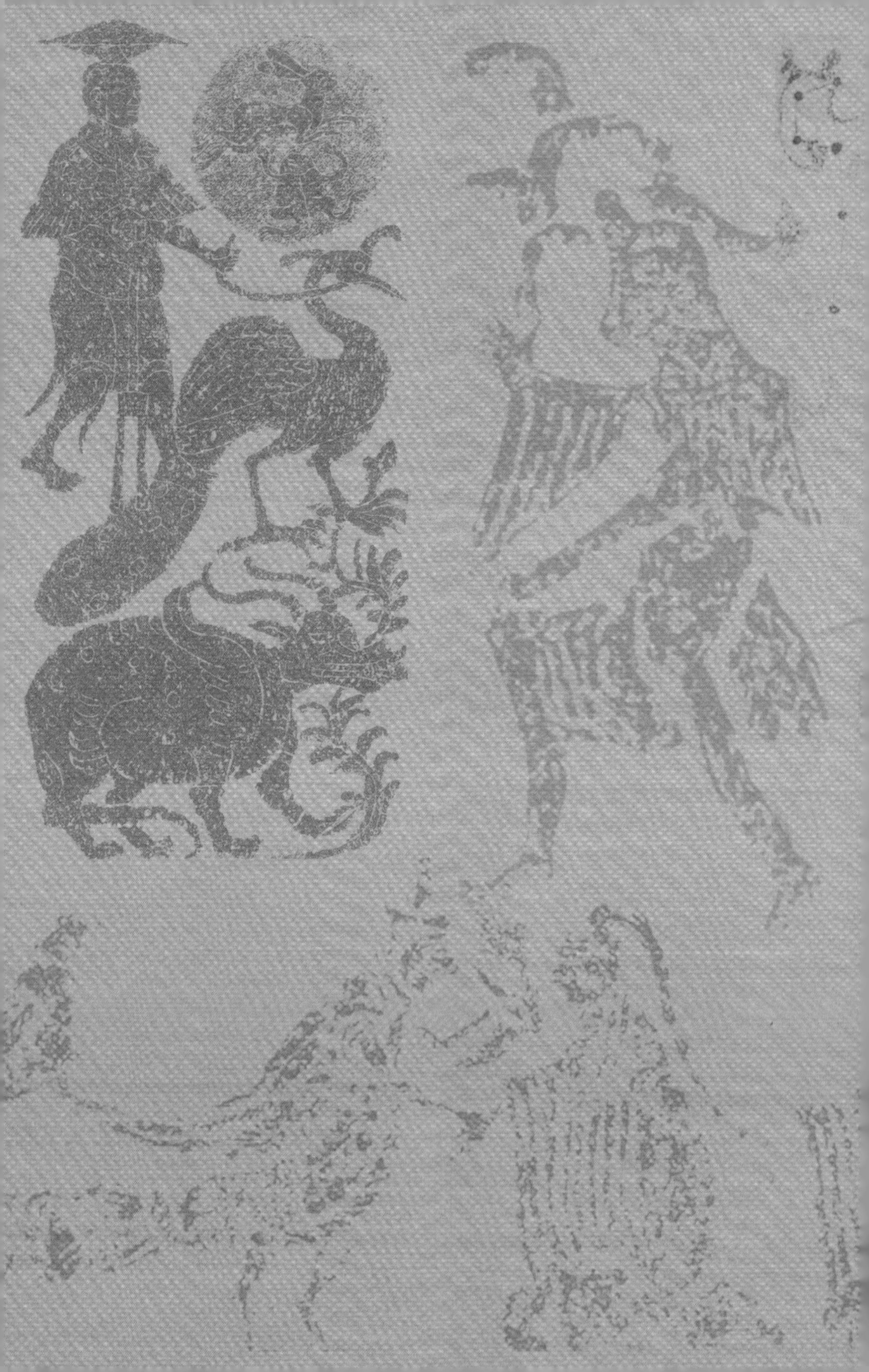

中国古医籍整理丛书（续编）

师古斋汇聚简便单方

明·吴勉学　编辑

陆　翔　张丽莎　王帅虎　校注

全国百佳图书出版单位
中国中医药出版社
·北　京·

图书在版编目（CIP）数据

师古斋汇聚简便单方 /（明）吴勉学编辑；陆翔，张丽莎，王帅虎校注 . -- 北京：中国中医药出版社，2024.5
（中国古医籍整理丛书 . 续编）
ISBN 978-7-5132-8715-9

Ⅰ . ①师… Ⅱ . ①吴… ②陆… ③张… ④王… Ⅲ . ①验方—汇编—中国—明代 Ⅳ . ① R289.348

中国国家版本馆 CIP 数据核字 (2024) 第 064745 号

中国中医药出版社出版
北京经济技术开发区科创十三街 31 号院二区 8 号楼
邮政编码　100176
传真　010-64405721
廊坊市祥丰印刷有限公司印刷
各地新华书店经销

开本 710×1000　1/16　印张 18.75　字数 207 千字
2024 年 5 月第 1 版　2024 年 5 月第 1 次印刷
书号　ISBN 978 – 7 – 5132 – 8715 – 9

定价　79.00 元
网址　www.cptcm.com

服 务 热 线　010-64405510
购 书 热 线　010-89535836
维 权 打 假　010-64405753

微信服务号　zgzyycbs
微商城网址　https://kdt.im/LIdUGr
官 方 微 博　http://e.weibo.com/cptcm
天猫旗舰店网址　https://zgzyycbs.tmall.com

如有印装质量问题请与本社出版部联系（010-64405510）

前 言

中医药古籍是中华优秀传统文化的重要载体，也是中医药学传承数千年的知识宝库，凝聚着中华民族特有的精神价值、思维方法、生命理论和医疗经验，也是现代中医药科技创新和学术进步的源头和根基。保护好、研究好和利用好中医药古籍，是弘扬中华优秀传统文化、传承中医药学术、促进中医药振兴发展的必由之路，事关中医药事业发展全局。

中共中央、国务院高度重视中医药古籍保护与利用工作，有计划、有组织地开展了中医药古籍整理研究和出版。特别是党的十八大以来，一系列中医药古籍保护、整理、研究、利用的新政策相继出台，为守正强基础，为创新筑平台，中医药古籍事业迈向新征程。《中共中央 国务院关于促进中医药传承创新发展的意见》《关于推进新时代古籍工作的意见》《“十四五”中医药发展规划》《中医药振兴发展重大工程实施方案》等重要文件均将中医药古籍的保护与利用列为工作任务，提出要加强古典医籍精华的梳理和挖掘，推进中医药古籍抢救保护、整理研究与出版利用。国家中医药管理局专门成立了“中医药古籍工作领导小组”，以加强对中医药古籍保护、整理研究、编辑出版以及古籍数字化、普及推广、人才培养等工作的统筹，持续推进中医药古籍重大项目的规划与组织。

2010年，财政部、国家中医药管理局设立公共卫生资金专项“中医药古籍保护与利用能力建设项目”。2018年，项目成果结集为《中国古医籍整理丛书》正式出版，包含417种中医药古籍，内容涵盖了医经、基础理论、诊法、伤寒金匮、温病、本草、方书、内科、外科、女科、儿科、伤科、眼科、咽喉口齿、针灸推拿、养生、医案医话医论、医史、临证综合等门类，时间跨越唐、宋、金元、明以迄清末，绝大多数是第一次校注出版，一批孤本、稿本、抄本更是首次整理面世。第九届、第十届全国人大常委会副委员长许嘉璐先生听闻本丛书出版，欣然为之作序，对本项工作给予高度评价。

2020年12月起，国家中医药管理局立项实施“中医药古籍文献传承专项”。该项目承前启后，主要开展重要古医籍整理出版、中医临床优势病种专题文献挖掘整理、中医药古籍保护修复与人才培训、中医药古籍标准化体系建设等4项工作。设立“中医药古籍文献传承工作项目管理办公室”，负责具体管理和组织实施、制定技术规范、举办业务培训、提供学术指导等，全国43家单位近千人参与项目。本专项沿用“中医药古籍保护与利用能力建设项目”形成的管理模式与技术规范，对现存中医药古籍书目进行梳理研究，结合中医古籍发展源流与学术流变，特别是学术价值和版本价值的考察，最终选定40种具有重要学术价值和版本价值的中医药古籍进行整理出版，内容涉及伤寒、金匮、温病、诊法、本草、方书、内科、外科、儿科、针灸推拿、医案医话、临证综合等门类。为体现国家中医药古籍保护与利用工作的延续性，命名为《中国古医籍整理丛书（续编)》。

当前，正值中医药事业发展天时地利人和的大好时机，中医药古籍工作面临新形势，迎来新机遇。中医药古籍工作应紧紧围绕新时代中医药事业振兴发展的迫切需求，持续做好保护、整理、研究与利用，努力把古籍所蕴含的中华优秀传统文化的精神标识和具有当代价值、世界意义的文化精髓挖掘出来、提炼出来、展示出来，把中医药这一中华民族的伟大创造保护好、发掘好、利用好，为建设文化强国和健康中国、助力中国式现代化、建设中华民族现代文明、实现中华民族伟大复兴贡献更大力量。

中医药古籍文献传承工作项目管理办公室

2024年3月6日

许 序

“中医”之名立，迄今不逾百年，所以冠以“中”字者，以别于“洋”与“西”也。慎思之，明辨之，斯名之出，无奈耳，或亦时人不甘泯没而特标其犹在之举也。

前此，祖传医术（今世方称为“学”）绵延数千载，救民无数；华夏屡遭时疫，皆仰之以度困厄。中华民族之未如印第安遭染殖民者所携疾病而族灭者，中医之功也。

医兴则国兴，国强则医强。百年运衰，岂但国土肢解，五千年文明亦不得全，非遭泯灭，即蒙冤扭曲。西方医学以其捷便速效，始则为传教之利器，继则以“科学”之冕畅行于中华。中医虽为内外所夹击，斥之为蒙昧，为伪医，然四亿同胞衣食不保，得获西医之益者甚寡，中医犹为人民之所赖。虽然，中国医学日益陵替，乃不可免，势使之然也。呜呼！覆巢之下安有完卵？

嗣后，国家新生，中医旋即得以重振，与西医并举，探寻结合之路。今也，中华诸多文化，自民俗、礼仪、工艺、戏曲、历史、文学，以至伦理、信仰，皆渐复起，中国医学之兴乃属必然。

迄今中医犹为国家医疗系统之辅，城市尤甚。何哉？盖一则西医赖声、光、电技术而于20世纪发展极速，中医则难见其进。二则国人惊羡西医之“立竿见影”，遂以为其事事胜于中医。然西医已自觉将入绝境：其若干医法正负效应相若，甚或负远逾于正；研究医理者，渐知人乃一整体，心、身非如中世纪所认定为二对立物，且人体亦非宇宙之中心，仅为其一小单位，与宇宙万象万物息息相关。认识至此，其已向中国医学之理念“靠拢”矣，虽彼未必知中国医学何如也。唯其不知中国医理何如，纯由其实践而有所悟，益以证中国之认识人体不为伪，亦不为玄虚。然国人知此趋向者，几人？

国医欲再现宋明清高峰，成国中主流医学，则一须继承，一须创新。继承则必深研原典，激清汰浊，复吸纳西医及我藏、蒙、维、回、苗、彝诸民族医术之精华；创新之道，在于今之科技，既用其器，亦参照其道，反思己之医理，审问之，笃行之，深化之，普及之，于普及中认知人体及环境古今之异，以建成当代国医理论。欲达于斯境，或需百年欤？予恐西医既已醒悟，若加力吸收中医精粹，促中医西医深度结合，形成21世纪之新医学，届时“制高点”将在何方？国人于此转折之机，能不忧虑而奋力乎？

予所谓深研之原典，非指一二习见之书、千古权威之作；就医界整体言之，所传所承自应为医籍之全部。盖后世名医所著，乃其秉诸前人所述，总结终生行医用药经验所得，自当已成今世、后世之要籍。

盛世修典，信然。盖典籍得修，方可言传言承。虽前此50余载已启医籍整理、出版之役，惜旋即中辍。阅20载再兴整理、出版之潮，世所罕见之要籍千余部陆续问世，洋洋大观。

今复有“中医药古籍保护与利用能力建设”之工程，集九省市专家，历经五载，董理出版自唐迄清医籍，都400余种，凡中医之基础医理、伤寒、温病及各科诊治、医案医话、推拿本草，俱涵盖之。

噫！璐既知此，能不胜其悦乎？汇集刻印医籍，自古有之，然孰与今世之盛且精也！自今而后，中国医家及患者，得览斯典，当于前人益敬而畏之矣。中华民族之屡经灾难而益蕃，乃至未来之永续，端赖之也，自今以往岂可不后出转精乎？典籍既蜂出矣，余则有望于来者。

谨序。

第九届、十届全国人大常委会副委员长

许嘉璐

二〇一四年冬

校注说明

吴勉学，字师古，又字肖愚，是规模大、分工细的明代名坊师古斋的主人，明代徽州府最大的刻书家。《师古斋汇聚简便单方》为吴氏唯一一部由其本人收集汇编的方书，总计7卷，将涉及的百余种病证分为111门，每个主要病种前有简短的关于病证的理论介绍，随后列出对应的方剂，全书收集约1460余首民间单方、小方和验方。书中所列病证，多为常见和多发病证，搜集选择了之前医籍及民间的简便廉验方剂汇聚成书，体现了实用性特色。

该书自刊行至今，国内外现存藏本不多，目前仅见国内有3种残本，日本有3种全本。国内所藏残本藏地为天津医学高等专科学校图书馆，仅有卷4、卷5共2册，为明刊本；上海中医药大学图书馆有2种藏本，分别是一种有“清顺治十七年”蒋先庚为《类聚单方》撰写的序，而正文是明刊本翻印的版本，仅存4卷4册；另一种仅存3卷2册，无序跋。日本仅在国立公文书馆内阁文库有3种全本藏本，分别是一种明刊本，一种有清顺治十七年蒋先庚序刊本，一种日本江户时期的抄本。均为7卷6册。经过调研得知，这6种版本实际只有3种，1种是明刻本，1种是清顺治序刻本，1种是日本抄本。

此次校注中，由于国内藏本为残本，故均选择藏于日本的全本。以明刊本为底本，以有蒋先庚序的清顺治十七年刊本（简称“清顺治序本”）、日本江户时期抄本（简称“日本抄本”）为对校本；以底本引文所涉及的著作通行本为他校本。

本次整理遵照国家中医药管理局中医药古籍保护与利用能

力建设项目制定的《中医药古籍整理工作细则（修订稿）》的要求进行校注，具体校注原则说明如下：

1. 原书繁体字竖排，改为简体字横排，表方位的“左”“右”统一改为“下”“上”。

2. 底本每卷卷端有“明吴勉学编辑　田时丰诠次　芝城计仲衡校正”的字样，今一律删去。

3. 底本中的异体字、古体字、俗写字等一律用通用规范汉字律齐，不出校。通假字首次出现时撰写校注。

4. 对底本中出现的冷僻词语及常见词语的冷僻意义进行注释。

5. 底本中字形属一般笔画之误，如属日、曰混淆，己、巳不分者，径改，不出校。

6. 底本模糊不清难以辨认者，以虚阙号“□”按所脱字数一一补入。

7. 底本原文中原有间隔符“○”者，删除间隔符并回行另起，不出校。

8. 底本中的小字，今用加括号的形式标明。

9. 底本引文与校本完全相同者，用“语见”表示；引文与校本稍有出入者，用“语出”表示；引文与校本出入较多者，用“语本”表示。此次校注中仅针对较为罕见引文进行上述方式的处理，一般常见者不出校。

10. 将底本中有方名的方剂在书后列出索引，以便查阅。

11. 书中有方用砒霜等，有剧毒，应加以分辨，不可随意使用，必须在医生指导下用药。

目　录

卷之一

卷之二

卷之三

卷之四

卷之五

卷之一

风　门附风痹[①]

风飘浩荡之气，无处不中。其为病亦种种不一，但中在血脉者，主口眼㖞斜；中在六腑者，主偏着四肢，恶风憎寒；中在五脏者，主病滞九窍，唇喉耳鼻牙关失常。此皆元气虚弱所致。医者当论地方之寒湿，与中风中气之不等，然后各因其病之浅深而治，未有不愈者矣。

治卒中风，昏昏若醉，四肢不收，口角涎出。用肥实不蛀猪牙皂角四挺，光明晋矾一两，共为末，每服半钱，重者三字匕，温水调下，或姜汁服，令涎出一二升。如不出涎，以鸡翎蘸桐油探吐。牙关紧者，用皂角吹鼻中喷嚏，再用上药吐之，当时惺惺[②]，用之累效。

一方用牙皂微炙，为细末，一两，入白矾半两，腻粉半两。凡是风热壅盛，痰塞不通，水调一二钱灌之，过咽即吐涎而愈。

启钥丹：治中风不语，用贝母四钱，白滚汤点化，如浓茶灌至下咽，再投他药。傥牙关紧闭，不能进药，以苏合丸擦牙根自开。气中者同用。

一方煎大豆汁，如饴含之，或煮浓汁饮之佳。

一方用苦酒煮芥子，敷颈一周，以帛包之，一旦夕乃差[③]。

---

① 附风痹：底本、清顺治序本、日本抄本正文均阙，据目录及正文补。

② 惺惺（xīng xīng 星星）：清醒貌。

③ 差（chài 瘥）：病除。

本草云：苦酒，即米醋也。

一方剉穀树叶（即楮树叶），酒煮熟，皮中沫出，随多少饮之。

一方萝卜子一碗，略焙，擂烂，以水浸湿，入香油二茶匙，蜜三茶匙，搅匀，连服探吐，不吐，用酸虀菜水温服一盏。此方吐痰兼行气。

吐后用竹沥一盏，生姜汁小半酒杯，童便一小酒杯，合服，降火开痰甚妙。

取竹沥法：用竹截长尺余，作两片，水浸之，架砖上火烧两头，滴竹油以盏接之。取荆沥法同。

一方用苍耳茎叶晒干，为末，丸如桐子大，酒服极好。急则半酒半水煎服。若用子捣末煎汤，去滓呷之尤妙。亦可治风痹。但忌猪肉。

一方用威灵仙阴干，为末，每日空心，温酒调二钱服。可渐加至六钱，利过两行则减之，病除乃停服，其性甚善，不触诸药，但忌恶茶及面汤。可煎甘草栀子汤代饮，盖此草生时，比众草最先采，以不闻水声者良。

一方剉独活一两，酒二升，煎一升，大豆五合，炒令有声，将药投盖之良久，温服三合，未差再服。

一方用茱萸、豆豉各一升，水五升，煮二升，稍稍服之。

一方用姜汁和杏仁汁煎成膏，酒调服，或水调下。

治中风不语，口眼㖞斜，鼻流清涕，头旋目眩，言语涩滞，心胸痰积，口流涎水，手足顽痹，腰膝疼痛，并骨节风、绕腕风、肾脏风、头风、暗风、心风、胎风、白癜风、大风等证。用威灵仙一味，冬三月丙丁戊己日采，洗净，焙干，为末，好酒和，令微湿，入竹筒内，牢塞口，九蒸九曝，如干添酒，重洒之，以白饭和捣，为圆[1]如梧桐子大，每服二十丸至三十丸，温酒下。

大白散：治中风痰气厥绝，心头尚温，喉中微响，下痰如神。千年石灰刮去土，为细末，水飞过，每三钱水一碗，煎七分，温灌之。（古塔古墙中有。）

中风身弱导引法：以鼻纳气闭口，用意存，引气到心，以心送下至两足，复自足闭气存，引至头，然后吐气呼出。如此数次，甚效，须静坐少饥行之。

治中风痰涎壅滞。以旋覆花洗净，研末，炼蜜为丸，如梧桐子大，夜卧以茶汤下五丸至七丸。

治中风不语，喉如曳锯，口流涎沫。取藜芦一分，天南星一个，去浮皮，于脐子上剜一坑子，纳入陈醋二橡斗，用炭火逼黄色，同研极细，生面丸，如赤豆大，每服三丸，温酒下。

治才觉中风，不问轻重，便须吐涎沫，然后次第治之。吐法：羌活五两，水一大斗，煎五升，去渣，更入好酒半升和之，以牛蒡子半升炒，捣极细，以前药斟酌调服取吐。如昏眩即灌之，切不可用下药及针灸。但用补治汤饵自差。

治中风口噤，不知人。白术四两，酒三升，煮一升，顿服。

治中风心烦恍惚，或时闷绝而苏。用羖羊角屑微炒，捣罗为散，不拘时，温酒调下一钱匕。

治卒中风不语，舌根强硬。用陈酱五合，乳汁五合，相和研，以生布绞取汁，不拘时，少少与服，良久当语。

治中风口眼㖞斜。用栝楼绞汁，和大麦面作饼炙热，熨正便止，勿令太过。

---

① 圆：丸；球。此用同“丸”。下同。

治中风手臂不仁，口眼㖞斜。取空青[1]一豆许，着口中，渐入喉即愈。

治中风口偏。用生鹿肉，并生椒同捣傅之，左患傅右，右患傅左，正即除之。

治中风失音不语，偏风，口眼㖞斜，时吐涎水，四肢麻痹，骨间疼痛，腰膝无力者。以五月五日、六月六日、九月九日，采豨莶叶，洗净，曝干，入甑[2]中，层层洒酒与蜜蒸之，又曝，如此九遍，为末，蜜圆如梧桐子大，每服五七十丸，温酒吞下。

治中风半身不遂。用桃仁一千七百枚，去双仁并皮、尖，好酒一斗三升，浸经二十二日，日干，杵令细，作丸，每服二十丸，遂将浸桃仁酒服。

一方用蚕沙两石，熟蒸，作直袋三只，每袋盛七斗，热盛一袋着患处，如冷即换，热者数换，一日不禁差。又须以羊肚盛粳米、葱白、姜、豉、椒等，煮熟热吃，日食一枚，十日即止。

治中风半身不遂，失音不语。取蓖麻子油一升，酒一斗，铜钵盛油，着酒中煮一日，令油熟，服之。

一方生吞杏仁七枚，不去皮尖，日从一七加至七七，周而复始，食后即以竹沥下之，任意多少，日料一升为止。

治心脏风热，气壅膈胀。用薄荷煎作茶饮，立效。

治中风痰厥，昏迷卒倒，不省人事，欲绝者。巴豆去壳，纸包捶油，去豆不用，纸捻作条，送入鼻内。或加牙皂末尤良。

---

① 空青：孔雀石的一种，又名杨梅青。具有凉肝清热、明目去翳、活血利窍的功效。

② 甑（zèng 赠）：蒸食炊器。其底有孔，古用陶制，殷周时代有以青铜制，后多用木制。俗叫甑子。

或用前纸捻烧烟熏入鼻内亦可。

治中风腹痛。好酒煎羌活，取汁饮之。

治急中风，目瞑牙噤，无门下药者。以中指蘸天南星末，揩齿及牙，左右三二十揩，其口自开。再以天南星、白龙脑等分，研末，用一字至半钱，白汤调下，其药须端午日午时，预合之良。

治中风急喉痹，欲死者。用白僵蚕七个，焙黄，为末，生姜自然汁调，灌下喉即吐，吐后少时又用七个，不吐再服。

治中风痰壅，气滞膈闷。用南星（八钱，姜制），广木香（一钱），㕮咀[①]，用水一钟半，姜三片，煎八分，不拘时温服。

治一切中风，口眼㖞斜。取鲜荆芥、薄荷各一斤，沙盆内共研，生绢绞汁，于瓷器内煎成膏，余滓三分去一分粗者，将二分滓日干，为末，用前膏和丸如桐子大，每服二十丸，日三服，忌动风物。

治卒患偏风，口㖞，语涩。取白鱼（即书中衣鱼）摩耳，㖞左摩右，右摩左，正即止。

治卒中风，口眼㖞斜。以皂角五两，去皮，为末，以三年陈米醋和，右㖞涂左，左㖞涂右。

一方取蜘蛛子摩其偏急颊车上，候视正即止，亦可向火摩之。

一方以苇筒子长五寸，一头插于耳内，四面以面密封塞，不透风，一头以艾灸之七壮，患左灸右，右灸左。

一方以鳝鱼血，左㖞涂右，右㖞涂左，立效。

---

① 㕮咀（fǔ jǔ 府举）：咬嚼之意。古代把药物咬成粗粒，后虽用刀切碎，仍通称㕮咀。

一方用硬石灰一合，以醋炒，调如泥，于不患边涂之，立便牵正。

一方以白水牛角炙热，于不患边熨之，渐正。

治中风湿痰，并口眼㖞斜方：人在无风静室中，左用滚水一盆，右用炭火一盆，以椅坐居其中，前置一桌，上置书一本，先将上好巴豆拣择，无油者四十九粒，捣烂如泥，用纸碾去油分，作三饼。如病在左，令病人将右手仰置书上，将一饼安置右掌心上，用碗底盖定，碗内倾热水，如水凉，另换滚水。良久风邪从汗而出，遍身透彻，立见神效。病在右则安置左掌心，法亦如之。

一方病在右即安右掌心，在左即安左掌心。

治中风失音。用桂心一两，去粗皮，近人身体怀中约两时辰，杵为末，分三次服之，每次水二盏，煎一盏服。

治一切风疾。用南烛枝一味，春夏取枝，秋冬取根皮，择细者剉五升，水五斗，微火熬二斗，去滓，于别净锅中慢火煎如稀饧，瓷器盛酒调下，日三服。（南烛即今人家所种，冬结子者）

一方取木天蓼（生山谷中，树高如冬青不凋，三四月开花，如柘，花白，子如枣）一斤，去皮，剉，以生绢袋盛好，酒二斗浸之，春夏一七日，秋冬二七日，后开空心，日午初夜各温酒一盏，老幼临时加减服。

龙脑甘露丸：治风热心躁，口干狂言，浑身壮热，寒水石（半斤），烧半日，净地坑纳盆，合四面湿土拥起，候经宿取出，入甘草末、天竺黄各二两，龙脑二分，糯米膏丸弹子大，蜜水磨下。

治中风暴急。用紧细牛蒡根（取时须避风），以竹刀刮去土，生布拭之，捣，绞汁一大合，和匀，好蜜四两，令温，分为两服，得汗便差。

治中风不省人事，牙关紧急。用藜芦一两，去头，浓煎，防风汤浴过，焙干，碎切，炒微褐色，捣，为末，每服半钱，温水调下，吐出痰涎为效。

治中风口噤不开，涎潮。用皂角一挺，去皮，涂猪脂炙黄色，为末，每服一钱，不时温酒服。如气实脉盛，调二钱匕，如牙关不开，以白梅揩齿，口开即灌药，以吐风涎差。

治卒中风头面肿。用杏仁（去皮、尖），杵成膏敷之。

治中风腰痛。茱萸三升，酒五升，煎二升，分数次服。

治中风腰直，不得伸屈反转者。剉槐白皮、黄芪等分，或酒或水六升，煮二升，去滓，温稍稍服之。

治中风腹中寒热绞痛。以干鲫鱼头，烧末，三指撮，以苦酒服之，温覆取汗良。

治中风心脏恍惚，烦躁，手足不随。熊肉一斤，切如常法，调作腌腊，空腹食之。

一方净淘大豆半升，水二升，煎七合，去滓，食后服。

治中风体如虫行。用盐一斗，水一石，煎减半，澄清，温浴三四度。

治中风痰厥昏仆，或膈胀，或眩晕。用生姜二两，取自然汁，合童便调匀服之。

治诸风并腹内血气刺痛。用红花一大两，分为四分，酒一升，煎半升，顿服之。

治睡中风吹，肢体或酸或痛肿。用盐炒热，帕裹熨之，微有汗出即愈。

治中风欲绝。川乌头五钱，青头矾五钱，共为极细末，每服二钱，将芦管吹药入鼻内，出涕吐涎立效。

治中风口噤，饵液不可进者。以黄芪、防风煮汤数十斛，置床下熏之即醒，须以密室，勿令走泄药气。

一方治风疾。以丁公藤浸酒饮之，自差。

治风疾甚危。以消梨啖之，不限多少，苦咀嚼者，绞汁饮之，旬日可愈。

治卒中风，觉耳中恍恍者。急取盐五升，甑蒸使热，以耳枕之，冷复易。

治中风四肢逆冷。吐清水，宛转[①]啼呼，取桂二两，㕮咀，水三升，煮二升，去渣，温服之。

治中风缓急，四肢不收。用豉三升，水五升，煮三升，分三服，酒浸饮之亦可。

治中风面目相引偏僻，牙关紧急，舌不能转。用桂心酒煮取汁，以故布蘸搨[②]患处，左㖞搨右，右㖞搨左。常用大验。

治偏风手足不遂，皮肤不仁。用好仙灵脾一斤，细剉，生绢袋盛于瓷器中，以无灰酒二斗浸之，厚纸重封，不通气，春夏三日，秋冬五日后开，每日随性暖饮之，当令醺[③]之，不得大醉。若酒尽再合服之，无不效，合时忌鸡犬见之。

治中风口僻眼急。取枳茹末五升，微火炙去湿气，以酒三升浸，微火暖，令得药味，任性饮之。（枳茹，乃刮枳壳上青皮是也）

一方取青松叶一斤，捣汁，清酒一升，浸一宿，初服半升，渐加一升，头面汗出即止。

---

① 宛转：谓使身体翻来覆去，不断转动。

② 搨（tà 踏）：涂抹。

③ 醺（xūn 熏）：醉。此指微醉貌。

治中风项强直，不得顾视。穿地作坑，烧通赤，以水洒之令冷，纳枫叶铺其席上，卧之。令项在叶上，以衣着项边，令气上蒸病人，汗出良久差。（一方用桃叶，不用枫叶）

治人中风不语，或倒地不省人事，及左瘫右痪，口眼㖞斜。须于诸药末服之。先用麝香三钱，为极细末，加麻油三两，搅匀，将病人之口斡[①]开，灌下通其关窍，即便苏省。切勿慌张，亦不可用手搀扶起坐等，项因而乱其气血神思，以致不救。（如无麻油，即以菜油代之亦可）

治瘫痪疼痛，手足拳挛，语言蹇涩。用淮安神曲一块，将四面削去各一指厚，用中心的打碎，砂锅内炒去湿气，研为细末，用砂糖等分，入石桕内捣匀，再用生姜汁熬熟，渐添于内，捣如泥，作弹子大，收贮瓷器内，临用细嚼一丸。病在上者，晚用黄酒送下；病在下者，五更用牛膝煎酒送下，如全身有病，早晚如引送下，刻日[②]奏效。

一方用石逍遥草，捣末，丸如梧桐子大，酒服二十丸，日二服，百日差。

一方细研胆矾如面，每用一字许，温醋汤调下，立吐涎便轻。

牛髓丹：治瘫痪如神。熟牛骨内髓一碗，炼蜜一斤，同滤过，入炒过白面一斤，炒干姜末三两，搅匀，丸弹子大。日服三四丸，细嚼，酒下，大有奇效。

神应膏：治瘫痪筋骨痛，手足拘挛，川乌一斤，为末，用陈醋入砂锅内，慢火熬如酱色，敷患处，敷后发痒，令人手拍

---

① 斡（wò卧）：挖，陶。

② 刻日：即日。

之，先用皮硝、生姜、升麻等分，煎水洗后敷药，忌风。

治瘫缓风及诸风手脚不遂，腰腿无力。用阿胶（驴皮熬者）炙，令微起，以水一升，煮香豉二合，去滓，入胶煮六七沸，待胶化取起服之，仍煮葱豉粥一升，任意服食三四剂则止。

治瘫缓风，手足亸[①]曳[②]，口眼㖞斜，言语蹇涩，步履不正。用川乌（去皮、脐）、五灵脂各五两，为末，入脑、麝，研匀，滴水丸如弹子大。每服一丸，先以生姜汁研化，次暖酒服，每日空心晚食前各一服，至五七丸便抬得手，移得步，十丸可自梳头，三十丸全愈。

治女人中风，血热烦渴，兼血气刺痛。取红花子一升，杵碎，酒拌，晒干，重杵为末，丸如梧桐子大，每服四十丸，空心，酒下。

治卒中风，或中气不省人事者，多因痰壅。用透明白矾二钱，生研为末，自然姜汁调灌，如口噤斡开药下，或吐或泻即醒。

附风痹

治风痹四肢挛急。以五加皮酿醇酒饮之。

一方用薏苡仁、大粳米等分，煮粥，空心吃。

一方用苍耳子二两，捣为末，以水升半，煎七合，去渣，呷之。

癫 痫

痰热相感而动风，心为风动则乱而瞀闷，或谓之风眩。大

---

① 亸（duǒ 躲）：下垂。

② 曳（yè 业）：牵引；拖。

人曰癫，小儿曰痫，其实一也。治宜清心去痰。然痫须兼惊治。

驱风散：治风痫。铅丹一两，白矾二两，为末，用三角砖相并，以纸铺砖上，铅铺纸上，矾铺丹上，然后用纸包，却将十斤柳木柴，烧过为度，取出研细，每服温酒下二钱。

治风痫，久服其涎随小便出。明矾、细茶各一两，为细末，炼蜜丸如梧桐子大，每服三十丸，茶清送下。

治癫痫及心风。用甘遂（坚实不蛀者）三钱，为细末，猪心管血三条，和甘遂末，将猪心剖开，入前药，以线缚定，用纸裹数层，慢火煨熟，不可令焦，取甘遂乘润入辰砂末一钱，捣匀，作四丸，每服一丸，不拘时。猪心煮汤调下。

治风痫。用麻仁四升，水六升，猛火煮令生牙，去滓，煎取七升，平旦空心服，或发或不发，或多言语，勿怪之，但令人摩手足，须定，凡进三剂差。

治风癫不识人。水服伏龙肝，方寸匕，凡风痱卒然口噤，手足强直，俱可用。（伏龙肝，即灶心土）

治心风邪。烧虾蟆灰、朱砂等分，为末，每服水调一钱匕，神验。

治风癫，引胁牵痛，耳如蝉鸣。用天门冬，去心、皮，晒干，捣筛末，酒服方寸匕。

治心虚风邪，精神恍惚。以经使铧铁四斤，火烧通赤，醋淬七遍，打碎如棋子大，水二斗，浸二七日，每于食后服一小盏。

一方烧人中黄，酒调服之。

治暗风痫，病潮作涎，晕闷乱欲死。取芭蕉油饮之，得吐便差。（取油如取漆法）

治卒痫。用大蜂房一枚，水三升，煮浓汁浴之，日三四度佳。

治心热风痫。用黑驴乳食上暖服三大合，日再服。

治痫狂。细研好辰砂，用猪心血和匀，蒸饼裹，蒸熟取出，丸如桐子大，每服一丸，食后临卧人参汤下。

一方用艾于阴囊下、谷道中间，灸之壮数，随年多少。

治狂邪发作，无时披头大叫，欲杀人，不避水火。苦参不拘多少，为末，炼蜜为丸，如梧桐子大，每服二十丸，煎薄荷汤下。如无药，以砖烧红，用醋淋之，熏其口鼻即止。盖酸能制肝故也。

昔有一宫人，每日清晨则笑歌啼哭似狂，而足不能履地。医视之曰：此必因食饱而大着力，仆跌于地所致。乃饮云母汤，令熟寐，觉失所苦。

治五癫五痫。用黄丹、白丹、白矾（各□[1]两），用砖凿二窠，可容二两许，安丹在下，矾在上，用木炭五斤煅，令炭尽，取为末，以不经水猪心血为丸，如绿豆大，每服三十丸，橘皮汤下，屡验。

痛　风

痛风者，乃骨节走注疼痛，所谓白虎历节风也。其原由血虚受热，再涉寒湿，血遇寒而滞，所以作痛。治宜辛热之剂，流散寒湿，开发腠理，则血行气和而痊矣。若属风热痰湿，须疏风散热，导湿可也。

治白虎风，走注痛痒。用三年陈醋二碗，葱白二斤，煮一沸，漉出，布帛热裹，当患处熨之。

---

① □：底本、清顺治序本此处均漫漶不清。日本抄本以虚阙号“□”表示。

一男子感风湿，遍抽掣痛，足不履地三年，几死。一日梦神与木通汤，木通二两，长流水煎汁，顿服，身痒，上体发如红丹，汗至腰痛止。又服，下体亦然，随愈。

昔一人遍体尽痛，以风湿治不验。此血气凝滞，用玄胡索、当归、官桂等分，为末，酒服，随量饮，愈。玄胡索行气，当归活血，气血热则行，故用桂。

治历节风，四肢疼痛，如解，松脂二十斤，酒五斗，浸二十七日，服一合，日五六服。

一方取蜣螂杵烂，揩痛处，令热封之，一宿差。

一方以陈醋磨乌贼鱼骨，先用布揩肉赤敷之。

一方醋磨硫黄敷之，亦可。

一方用生天南星、踯躅花同捣烂，作饼，甑上蒸四五遍，以稀葛袋盛之，候干取炒，为末，蒸饼丸如梧桐子大，温酒下三丸，腰脚疼，空心服。手臂疼，食后服。

一方研没药半两，虎胫骨二两，涂酥炙黄色（凡用虎骨准此）。先捣虎骨为散，再入没药同研。每服二钱，温酒下，日二服。

治风腰脚疼，不可践地。用鹿蹄四只，燖[1]洗，如法烂煮，取肉于豉汁中熟煮，空心食之。

一方取松叶捣一升，酒三升，浸七日，服一合，日二服。

治白虎风。用脑、麝，不限多少，细剉，焙干，酒浸，常服以醉为度，即差。今之寄生枫树上者堪用，其叶可制砒霜。

一方剉柳白皮一斤，酒煮，令热布裹，熨肿上，冷再煮易之。

---

① 燖（xún寻）：燖毛。用热水烫后去毛。

治风毒骨节挛急，脚膝疼痛。取豉心五升，九蒸九曝，以酒一斗浸经一宿，空心，随性饮之。

寒伤寒、伤风附[①]

夫寒者，天地肃杀之气也。四时皆有，唯冬为甚。自霜降后，至春分前，有感寒而即发者，名曰伤寒；有因春温气而变，名曰温病；因夏暑气而变，名曰热病。今所聚单方，于脉则道合神机，用药则随手取应，医者须分表里虚实，及四时节令，选而用之，万无一误者矣。

独神汤：治一切感冒。黑豆一合，炒焦，以酒淬入热饮，微醺，被覆卧，汗出即愈。

一方生嚼葱白头二三根，热酒下之，汗出愈。

七将军汤：治感冒。核桃连壳打碎，葱白头各七个，茶叶一大握，共入大碗中，用百沸汤泡，熏头面通口，尽饮之，被覆卧，汗出差。（加生姜煎服，尤妙）

姜钱散：治感冒，头疼发热，切生姜如钱大者十四片，紫苏叶十四片，水二钟，煎一钟，热服，衣被覆卧，汗出即差。

治伤寒初起。用生姜带皮者三两，捣烂，将热酒泡饮，出汗即愈。

神仙粥：专治伤寒。凡阴阳两感，初起发热发寒，用葱七根，连青带白，并带皮，生姜五大片，捣碎，加白糯米一撮，水三碗，煎粥，汤二碗加好醋少许，乘热饮之，待汗大出即愈。如肚饱不思饮食，乃系伤食，又不宜此。慎之慎之。

一伤寒初起，不问阴阳二症，用连根葱白一把，姜、豉一

---

① 伤寒伤风附：底本、清顺治序本、日本抄本正文均无，据目录补。

两，水煮熟，热服，被盖暖，不汗，以热汤投之，无豉，以生姜代之。又汗不出，以紫苏叶煎汤熏脚膝湾下，用生姜炒热，遍身擦，热汤投服。无葱白，葱须亦可。

一方用皂角一挺，烧赤，为末，水五合，和顿服，或酒和服。

治伤寒无药，只将两手指相交，紧叩脑后风府穴，向前礼拜数百拜，汗出自愈。

一法以水调芥菜子末，填脐内，用热物隔衣熨之取汗。

治伤寒渴欲饮水。栝楼根三两，水五升，淋煮二升，分二服。先用淡竹沥一升，水二升，煮文银二两半，去银与病人饮之，再服前汤。

治伤寒初起三四日，头疼发热。用葛根五两，香豉一升，童便六升，煎二升，分三服取汗。或触风，服葱豉粥。

治伤寒汗出不解，已四五日，胸中闷。用豉一升，盐一合，水四升，煎升半，分二服，当吐。

治伤寒心痛。百合一两，炒黄，捣末，不时米饮调下二钱匕。

治伤寒四五日，头痛壮热，胸中烦痛。用乌梅十四枚，盐五合，水一升，煎一半服，吐之。

一方用苦参五两，乌梅二十枚，水二升，煎一升，分服。

治伤寒五六日，不差者。炙竹沥少煎饮之，厚覆取汗。

治伤寒头疼发热，憎寒身痛，谵语，日久汗不出。用大梨一个，生姜一块，同捣取汁，入童便一碗，重汤煮，热服，汗大出即愈。

一凡遇外感风寒，以紫苏叶一味煎汤，热服二碗，用被盖覆，汗出浑身通泰，风寒即去矣。

治伤寒大汗后，终日昏闷，不省人事，发热口渴，似有狂言，一切危急症。用人参（去芦）五钱，水煎服，渣再煎，服后额尖鼻尖有微汗即愈。

治伤寒脉结代，心动悸。用甘草二两，水三升，煮一升半，服七合，日一服。

治一切伤寒。炙如指长大甘草，细剉，取童便一升，和煮七合，空心服。

治伤寒心神热燥，口干，用秦艽一两，去苗，剉，以牛乳一大盏，煎六分，去滓，不拘时温服。

治伤寒狐惑，毒蚀下部，肛外如䘌，痛痒不止。将雄黄半两纳大口瓶中烧之，候烟出熏病处即愈。

治热病，有䘌上下蚀人。猪胆一枚，苦酒一合，同煎两三沸，满口饮之，虫遂立死。

治伤寒犯内伤积食，蓄血，小肚硬胀，不能言语，神思尽脱，两目直视，手足僵仆，难以下药者。急将紫苏煎滚热汤，用手巾泡热，取起绞干，摊在肚腹及小腹上，令人将手在手巾上，与他轻轻揉运，如手巾渐冷，即再换泡热手巾，再三揉运。如肛门粪结不通，将蜜导之，须待他宿粪硬块，或积血自下才可，看脉下药。此法最稳，当屡试屡验。（蜜煎法，见大便秘结类）

一伤寒病症，倘地方无明医可请，须避风寒，戒饮食，守待七日，自然病传经络，虽不服药，亦自痊愈，只多费两日守待功夫而已，却无害也。古语云：伤寒不药得中医。正此谓耳。

治伤寒阴盛，其人躁热，不欲饮水，用附子一枚，烧灰存性，为末，蜜水调下，一服汗出即愈。

治伤寒发黄，心狂热闷，不识人者。用大栝楼（黄者）一枚，新汲水九合，浸汁，下蜜半合，朴硝八分，不令消尽二分，立差。

治急伤寒。用半夏四钱，生姜七片，酒煎服。

治阴毒伤寒。用乌药一合，炒令黑烟起，投水中煎三五沸，服一盏，候汗出回阳立差。

治伤寒发狂，逾墙上屋。用黄连、寒水石等分，共二钱，为末，浓煎，甘草汤候冷调服。

治伤寒病，在阳应出汗，反以冷水灌之，其热不去，心烦，皮上粟起，意欲水反不渴。用文蛤五两，捣筛末，沸汤和一方寸匕。

治伤寒少阴病，下痢咽痛，胸满心烦。猪肤一斤，水一斗，煮五升，去渣，加白蜜一斤，粉五合，炒香，和匀，相得温，分六服。

治阴毒伤寒，四肢逆冷。用茱萸一升，酒和匀，蒸极热，绢袋二个盛之，熨脚心，候气通畅匀暖即停，屡用有验。

治伤寒手足逆冷。以附子（生），剉碎，水煮，减半，蘸洗，良久遂温，大妙。

治伤寒毒攻手足痛。用羊桃汁浸之，杂少盐、豉尤效。

治伤寒令不劳复。取头垢烧灰，水丸如桐子大，每服一丸。

治阴症，腹痛面青甚者。用鸽子粪一大抄，研末极细，热酒一盏，冲入搅匀，少澄饮之，去滓，顿服。

治伤寒舌出。用梅花冰片一二分，为末，掺[①]上即缩。

治伤寒咳噫，日夜不定，以荜澄茄三分，高良姜三分，二味捣罗为散，每服二钱，水六分，煎十余沸，入醋少许，搅匀，

① 掺（chān 搀）：涂抹。

和滓如茶热呷之。

治伤寒咳嗽不止，哕逆不定。取丁香一两，干柿、蒂各一两，焙干，捣罗为散，每服一钱，不时煎人参汤服二味，各二钱，姜三片，煎八分服亦可。

治伤寒啘[1]不止。用半夏，汤洗去滑，干末，生姜汤服一钱匕。

治伤寒热病，口疮。用黄柏皮，削去粗皮，以崖蜜渍一宿，取浓汁含之，良久吐出，再含，若胸中热，有疮时，服三五合差。

治伤寒时气将死。㕮咀苦参一两，酒二升半，煮一升，去渣，温服，吐毒如熔胶差。

一方用干艾叶三升，水一斗，煮一升，去渣，顿服，取汗。

一方取真砂一两，水一斗，煮一升，顿服，覆衣取汗，忌生冷。

黑龙丹：治伤寒阴阳二毒，舶上硫黄一两，以柳木捶研二三日，巴豆和壳一两，用小锅一口，先将硫黄铺锅底，次用巴豆安黄上，用好醋半升浇下，盏子盖合，更以醋纸周围固济，勿令透气，纸干更以醋湿之，文武火熬，常令人守之，候里面巴豆作声为度，将锅子起，倾入臼中，急捣令细，再以醋洗锅中药入臼旋入，去皮，蒸饼捣丸如鸡头大。若是阴毒，用椒四十九粒，葱白二根，水一盏，煎六分，带热吞下一丸，阳毒用豆豉四十九粒，余照上，不得嚼破。患经五六日，方可服之，食前吃，切要度其病势可下即与。或未及日数，病先在脏，及日数而病未传入，又不可拘以或吐或泻为度。服后可吃热物，

① 啘（yè 业）：干呕。

觉心头空，以温白粥或调气汤补之，孕妇亦可用合时，忌妇人、猫、犬见之。

治伤寒胸膈不宽，及一切寒结、热结、水结、食热、痞结、痰结。用生姜捣烂如泥，去汁取渣，炒热，绢包，渐渐揉熨心胸胁下，其痛豁然自开，姜汁冷，再入生姜汁炒，再熨。热结微炒，大小便结，熨脐腹。

治阴毒伤寒，手足逆冷，脉息沉细，头疼腰重。用乌头、干姜等分，咀片炒，令色转，放冷，再捣为细散，每一钱，水二盏，盐一撮，煎半盏，温服。

治伤寒后卒胸膈痞痛。剉枳实一味，麸炒，为末，米饮调下二钱，日二服。

治伤寒汗不溜，搐却手脚。海蛤、川乌头各一两，穿山甲二两，为末，酒糊丸大一寸许，捏扁置足心下，擘葱白盖药以帛缠定，于暖室中取热水浸脚至膝上，久则水温，又添，候遍身汗出为度。凡二日一次浸脚，以知为度。

治伤寒痢后，日久津液枯竭，四肢浮肿，口干。用冬瓜一枚，黄土泥裹厚五寸煨，令烂熟，绞汁服之。

治伤寒下痢后更烦，按之心下软者，虚烦也。用栀子一十四枚，擘去壳，以水四升，煎二升半，再纳豉四合，煎取一升，去渣，分二服，得吐，余勿服。呕加生姜。（伤寒汗后，胸满郁闷，痛汗不眠者，俱可服）

治伤寒下痢不止，便脓血。用赤石脂一斤，一半全用，一半末用，干姜一两，粳米半升，水七升，煮之，米熟为准，去渣，每服七合，赤石脂末服方寸匕，愈。

治伤寒暴痢腹痛。豆豉一升，薤白一握，先以水三升煮薤白豉，更煮汤色黑，去豉，分二服。不差，再服。

治伤寒哮嗽。用大蓖麻梗一根，去尖、叶，切四五寸长，炭火烧灰存性，瓦盆覆地一夜，取出，研末，每早用豆腐一方切块，蘸蓖炭末食之，一根完尽为度。

治伤寒时气，壮热头痛。净洗葛根，捣汁一大盏，合豆豉煎六分，分为二服，不拘时服，汗出即差，未汗再服。若心热，加栀子仁同煎，去滓服。

治伤寒四五日，忽发黄。取乌麻油一盏，水半盏，鸡子白一枚和之，熟搅匀，二服尽差。

一阳毒伤寒，药下虽通，结胸不软，痛楚喘促，或发狂乱。用大白颈蚯蚓四条，洗净，研烂，入生姜自然汁一匙，白蜜半匙，薄荷汁一匙，研匀，徐徐灌令尽，良久渐快稳睡一顿饭，久即揉心下片时，汗愈，不应再服。

治伤寒昏迷，不省人事。用皂角、半夏（生）、白矾等分，为末，每服钱半，入姜汁调服，手探喉中，吐涎苏省。

治伤寒发黄，目不识人。生姜，火煨熟，去粗皮，布扭出汁，蘸香油点两目大小眦，立效。

治伤寒湿热发黄，昏闷不省，死在须臾。用白毛乌骨鸡一只，干焊去毛，破开去肠屎，刀切烂铺心头，少顷即活。

治阴症伤寒。用胡椒四十九粒，飞矾一钱，黄丹一钱，共研为细末，以好酒和成丸。男置左手心内，女置右手心内，按入小便口里，紧紧按定，少顷腹内躁热，不可动摇，取效即愈。女人尤速效。

治伤寒谵语。以蚯蚓粪，凉水调服。如有腮肿者，用赤小豆为细末，水调敷之。

一伤寒胸前觉热甚，又发热者。绿豆煮汤一锅，候少温，用青绵布数层蘸汤，搭于胸膈，冷则易之，再蘸再搭，不拘遍数，用被少覆，移时汗出，随愈。热则腠理开，内热得外达，气血宣通，汗出自解。

葱熨法：治阴症身重，口噤气短，目暗，口鼻气冷，水浆不入，二便不禁等项。用葱一束，绳札如饼大，切去根叶，留葱白长二寸，先以火炙一面，令极热，安脐上，再以熨斗盛火熨之，令暖气透腹，更作三四饼，坏则易之，病人渐醒，手足温，有汗，然后服四逆汤有效。

治热病狂言。用大黄五两，炒微赤，捣为散，腊雪水五升，煎如膏，每服不拘时，冷水调下半钱匕。

治热病及时疾，心躁狂乱奔走，状似癫痫，言语不定，久不得汗。以人中黄不拘多少，入大罐内，以泥固济，火煅半日，去火，候冷取出，于地上以盆盖之，又半日，研如面，新汲水调下三钱。未退，再服差。

治小儿伤寒时气。取桃叶三两，枝和水五升，煮十沸，取汁，日五六遍淋之，后烧雄鼠屎二枚服。

一方用柴胡水煮汁服之，大效。

治热病新差，早起及多食复发。取栀子十枚，水三升，煎一升，去渣，温服，令微汗。食不消，加大黄四两同煎。

治伤寒劳复。取鸡子空壳，碎之炒黄黑，捣末，热汤和服，温卧，取汗差。

治伤寒饮食劳复。以曲一饼煮，取汁饮之。

治伤寒愈后，男女交合而无恙者，反得其病，名曰阴易阳易。其症手足俱急。用干姜四两，为末，汤调顿服，覆衣被出汗愈。

一方烧室女月经衣幅，熟水调服方寸匕，不然，男用女裤裆、女用男裤裆，烧灰服亦效。

治伤寒后交接，卵肿，腹中绞痛欲死。竹茹一升，水三升，煮六七沸，顿服。

治伤寒差后，交接欲事复发欲死，眼不开，不语及热病新差，并早起多食复发，用栀子三十枚，水煎服。

治伤寒劳复，身热，大小便赤如血，胡黄连一两，栀子二两，去皮，入蜜半两拌和，炒令微焦，二味捣罗，为末，用猪胆汁丸，如梧桐子大，先将生姜三片，乌梅一枚，浸童便内半日，去滓，俟食后，暖童便下十丸，临卧再服甚效。

附伤风

治一切伤风，紫苏二钱，核桃五个，打碎，姜三大片，葱白二茎，水二钟，煎一钟，热服，微汗即解。夏月去葱。

暑

暑者，天地炎蒸之气，中之多成吐泻，身热头痛，烦渴，甚则昏迷，不知人事，如遇是病，切不可便与冷水，令卧湿地，当以热汤灌之，俟其苏省，投之以药可也。盛暑时切戒劳苦淫欲之事。谚云：六月莫入房，胜似炙膏肓。诚哉是言也。虚弱之人尤宜谨焉。

生麦散：暑月人当常服。人参、麦门冬、五味子等分，照常水煎服。

治中暑毒，用新胡麻一升，炒黑，摊冷，碾为末，新汲水调三钱匕，或丸如弹子大，新水化下，凡着热不得以冷物逼，得冷即死。

一方大蒜三两瓣，细嚼，温汤送下，仍禁冷水，即愈。

治人中暑，忽然仆地，气欲绝者，用大蒜头四五个，剥净，并取路上热土一块，一同研烂，以新鲜井水和匀，去渣，灌之即愈。

治夏间人在途中，忽伤暑，头运心烦，仆地，无如之奈，急取车轮上土五钱，放碗内，将新汲井水调和，澄清饮尽，便觉爽健，或车轮土不便，即取地上浮起泥皮，名仰天皮，照前饮之亦可。或央旁人取随便土填脐腹上，并央人撒尿浇脐上，令尿土之气入脐即苏。暑途卒死同治。忌饮米汤。

治中暑身热，小便不利（宜服六一散）。滑石（六两），甘草（一两），为细末，每服三钱，不拘时，新汲水调服。

治暑热发渴。石膏（五钱），知母（二钱），甘草（一钱），㕮咀，水一钟半，粳米一撮，煎一钟，不拘时温服。如虚极，加人参钱半。

瘟疫

瘟疫，乃天行时气，大则阖郡，小则一家，转相传染，为病最毒。然瘟与疫少不同，瘟病有冬时感寒不发，至春温腠理疏泄而发身热，恶寒内热，为春温。止及一人。若时疫，感四时不正之气，或暴风疾雨雾露非时，或天时宜寒反热，或时令宜热反寒，一岁节气不和，凡人受此不正之气，或即发，或过时而发，一家一境，长幼相似，是为时疫。医家切记。某冬反温，某夏反寒，时令不正，即随所感治之，万无一失矣。

宣圣辟瘟方：腊月二十四日五更，第一汲井华水，盛净器中，量人多少，浸乳香至岁旦五更，暖令温，从小至大，每人以乳香一小块，饮水三呷咽下，则一年不患时疫。

辟瘟：以新布袋盛大豆一升，纳井中一宿，取出，服七粒佳。

一方以新布袋盛小豆，置井中三日出，举家服，男十粒，女二十粒。

一方取上等朱砂一两，研末，蜜丸如麻子大，常以太岁日平旦，一家大小勿食诸物，面东各吞七丸，勿令近齿。

一方用好贯众四个，浸在水缸内，取水饮之，不染瘟病。此甚有效。

一方用吴茱萸一两，放井中，取水饮之，亦不染瘟病。

一方于正月上寅日，捣女青末（即蛇含草根），以三角绛囊盛，系前帐中，大吉。又法：佩带此末一两在身，则疫疠不犯。

一方立春后庚子日，温芜菁汁，合家大小并服，可免。

又一法：最简便，凡遇瘟疫盛行之时，若出街路上去，须饮酒几杯，然后出去，回家之时，亦先饮酒几杯，然后食饮别样物件，自然气壮，决不染瘟病。但不可至醉，如不能饮酒者，出入俱吃些姜蒜，或将蒜头塞鼻孔内亦可。

治天行时气，宅舍怪异，用真降香烧之。小儿带之辟恶邪之气，悉验。

家人不传染法：用雄黄五钱，赤小豆一两，苍术一两（米泔浸去黑皮，陈壁土炒），俱为末，每服一钱，水调下。

一方姜，豆豉炒，和白术浸酒，举家常服。

一方以袋盛马蹄屑二两，男左女右带之。

一方初伏日，采黄花蒿，阴干，冬至日研成细末，元旦蜜调各服之。

一方六月六日，采马齿苋，晒干，元旦用盐醋调和食之。

一方用桃树虫研末，水调服方寸匕。

一方用松叶（一本至松菜），细切如米，酒服方寸匕，日三服。辟五年瘟。

治瘟疫邪气百病。用枣一枚，咒曰“华表柱”，念七遍，望天罡取气一口，吹于枣上，令病人嚼吃，汤水任下。此三字，鬼之祖名也。

治时疫传染，如有十人病，用白粳米半升，连须葱白二十根，水二十碗，煮成粥汤，加好醋一小碗，再煮一滚，各与一碗热服，取汗愈。曾出汗者不用。

治天行疫疠，初感发热恶寒，无汗者，用东引桃枝叶剉，煎汤浴身，以席围之，更用葱白汤或姜汤服之。

治疫毒热痢。以松花二钱，用薄荷煎滚汤入蜜调下。

治四时瘟疫，头痛发热。用黑砂糖一盏，入姜汁二盏，化开，令病人多少服之，当时憎寒壮热立愈。

治疫气传染，此疾汗气入鼻，至脑即散布经络，初染觉头疼，急以水调芥菜子末填脐，以热物隔衣一层熨之，汗出而愈。若至有病之家，香油调雄黄、苍术末，涂鼻孔中，则邪气不入，出则以纸捻搐鼻，喷嚏妙。

治瘟疫内热，不论传经过经，烦渴，不大便，最效。用锦纹大黄二两（酒拌蒸），小牙皂一两（不蛀者，火煅，去皮弦），二味共为末，水打糊为丸，绿豆大。每服八九十丸，冷绿豆汤下，用被覆之取汗。

一瘟疫八九日后，已经汗下，热不退，口渴咽干，欲饮水者，以烧蚯蚓粪，用侧柏叶自然汁调服，或擂新水饮之亦可。如热甚，胸膈烦躁者，以青布凉水浸过，略扭干，置患人胸上，以两手心按之，良久布热易之，须臾当汗出如凉水。或患人作寒战，以被覆之，汗出不战而愈。

治天行时气。用生牛蒡根捣取汁五六合，空腹，分为二服，服讫，取桑叶一大把，炙令黄，水一升，煮五合，去滓，顿服，暖覆取汗。无叶用枝。

一方取白药子（出江西，叶似乌臼，子如绿豆），研如面，浆水一大盏，空腹，顿服之，便仰卧一食顷，候心头闷乱或恶心，腹内如车鸣，疞刺痛，良久或吐利数行，皆勿怪，服冷粥一碗止之。

治时气热病。取社中西南边柏树东南枝，曝干，捣罗为末，水调下一钱匕，日三服。

一方绞生藕汁一盏，入蜜一合，令匀，分为二服，愈。

治时气三日，外忽觉胸满坚硬，手足心热而变黄。以瓜蒂七枚，杵末，如大豆许，吹两鼻中，令黄水出。残末调服之，吐黄水一二盏，差。

治人染时气热毒，烦躁狂言。用靛青一茶匙，以新汲井水调服，效。

治天行热病，发斑如疹。用青木香二两，水二升，煮一升，顿服之效。若腹满不得小便，用雄黄细末蜜丸，如枣核大，纳溺孔中。

治时气热毒，心神烦躁，渴欲饮水。皂角一条，肥者，烧令赤，为末，温水五合和，顿服，神验。或加姜汁，蜜少许，新汲水和服，尤妙。

治时气四五日，结胸满痛，壮热不可发汗。用苦参一两，醋一盏，煎大半盏，尽饮之，吐即愈。或用苦参末，酒调，三服，有汗无汗皆可。如狂躁者，服之亦妙。

治时气五六日，心神烦乱。用竹沥半盏，新汲水半盏，调匀服，妙。

三白饮：治天行时气，热极狂乱，及发热不退，或大便燥结不通。用鸡子清一个，白蜜一大匙，芒硝三钱，合一处，凉水送下，即愈。

治热病头疼发热。大栝楼一枚，取其瓤细剉，置瓷碗中，用热汤一盏沃之，盖良久，去渣，不拘时，顿服。

治时疾发黄，心狂烦热。取栝楼大实一枚，黄者，以新汲水九合，浸淘取汁，下蜜大半合，朴硝八分，搅匀，令硝尽，分再服便差。

治热病吐下，身冷脉微，发躁不止，用附子一枚，去皮脐，分作八片，入盐一钱，水一升，煎半升，温服，立效。

治阳症疫毒。以竹筒两头，留节中，开一窍，剉大粉草于中，仍以竹木钉油灰闭窍，立冬日浸于大粪缸中，至立春先一日取出，于有风无日处，干二十一日，愈久亦好。却破竹取甘草，研末，水服二钱匕。

治大头瘟疫，头面项肿，生疙瘩及喉闭。用姜蚕一两，大黄二两，共为极细末，姜汁为丸，如弹子大，每用一丸，蜜调，井花水化之，徐徐呷下，其疙瘩刺出血即愈。

又治大头神方：昔京师人多患此病，一异人书方于通衢，用黑豆二合（炒令香热），甘草二寸（炙），水二盏煎，徐徐呷下。因服果神效，故志之。

湿

湿者，因坐卧湿地，远行入水，久着汗衣，多食生冷湿面，酒后多饮冷水类，能致之不自觉耳。治之者，必以健脾燥湿，分利为主。经云：治湿不利小便，非其治也。凡悍毒酷烈之药，不可轻用。

治湿气作痛。以好苍术，去皮，切片，用水熬膏，白汤调服。如暴发红肿痛甚，以腊糟敷之。

一法用白术一两，水一钟，酒半钟，煎一钟，不拘时温服。

治夏月患湿，不能行走，指肿者。九月间收茄根，悬檐下，临用煎汤洗之。

治湿气流注，痛不可忍。将金银花并叶，和酒糟研烂，用净瓦摊放火中烘热，敷患处，立差。

一方用白凤仙花，每朝取九朵，口嚼，温酒送下。

一方将带皮生姜，自然汁一碗，并连须葱汁一碗，共和一处，加牛皮胶半斤，慢火熬膏，入麝香一钱，用布或绢摊贴患处，收出湿水如汗即愈。一方水胶四两，入肉桂、花椒、皂角末各一两，制法同。

治湿气腰痛。用虾蟆草连根七科，葱白连须七根，枣七枚，煮酒一瓶，炭火煨，酒减一中指深，陆续服之，终身不发。

一方用牛膝叶一斤，米三合，于豆豉中和煮作羹，空腹，盐酱食之。

立效丹：治寒湿两腿作疼。艾二两，葱头一握，生姜一两五钱，捣烂，用布共为一包，蘸极热烧酒擦患处，以痛止为度。

一方用草麻子叶铺痛处十数层，以铜熨斗盛火，隔叶熨之。

一方用凤仙花煮汤，入大澡盆内，将窗棂横坐其上，用被围绕至腰，勿令泄气，尽量饮酒，熏蒸透彻，探汤可下手乃入洗，爽快方起，遂卧。久患极重者，不过三次全愈。

治湿痰痛，停饮汤水，腹中时鸣，小便不利。白螺蛳壳野外日久，雨水淘洗白净者，去泥沙，火煅，为细末，每服一钱，温酒调下，姜汤亦可，立止。

脚　气

此病多因于湿久，则郁为湿热，善饮酒者多有之，酒之湿热下流故也。又有辛苦之人，劳汗未定，偶入冷水，凝聚湿热，亦多患此。治法俱宜燥湿清热可也。

治湿热脚气肿痛。服三妙丸：苍术（冬用四两，夏二两，泔浸一宿，切片，晒干），黄柏（冬三两，夏四两，酒浸如上），川牛膝（去芦，酒洗，二两），共为末，炼蜜丸如梧子大，每服五十丸，空心，盐汤下，酒亦可。

治脚气。二术散：苍术（米泔浸，炒）、白术（去芦）、牛膝各三钱，剉一剂，黄酒二钟，煎至一钟，空心服，出汗而愈。

一方用无名异，为末，化牛皮胶调匀，贴痛处。

一方用萝卜煮浓汤，浸浴一二时，久自安。

一方草乌粗末二两，装成套如包袱，裹足底及足胫，不用履。

治寒湿脚气。用香樟草煎汤，洗去肿。

治脚气肿满。用杉木或节，煮汁浸效。

治湿气，腿肿如斗大者。用艾灸足大拇指连二指中丫，名大壮穴。灸七炷，即消。

治脚气入腹，胀闷喘急。用吴茱萸，洗木瓜，去瓤，切片，等分，为末，酒糊丸梧桐子大，每服五十丸，至百丸，酒下，或米汤任下。或用茱萸入瓜内，蒸熟，研烂，加盐半两糊丸，更妙。

一方用威灵仙为末，每服二钱，酒调下，痛减一分，药减一分。

一方水红花（即水蓼）并枝叶，桑叶不计多少，煎汤洗淋。不可先湿指甲，令出气。（单用水红花亦可）

治脚气挛急。紫苏二两，杵碎，水二升，研取汁，以苏汁煮粳米二合，和葱、盐、姜、豉、椒食之。

治脚气连腿肿满，不差。用生黑附子一两，去皮脐，为末，姜汁调，傅肿上，干再涂，肿消为度。

治脚气冲心。用大鸡心槟榔一个，为末，童便、姜汁、温酒共半盏，调作一服。

一方用白矾三两，水一斗五升，煎三五沸，浸洗脚。

治脚气头面浮肿，心腹满，小便涩。马齿苋和少粳米酱汁煮食之。

治脚气浮肿满大，气息喘急。郁李仁十二个，捣碎，水研汁，薏苡仁碎如粟米，取三合，以汁煮米粥，空腹食之。

一方用大豆一升，水五升，煮令极熟，去豆，适寒温以汁浸脚，冷即重暖之。

治风毒脚气，若胫已满，捻之没指。取牵牛捣末，蜜丸如小豆大，每服五丸，生姜汤下，取利小便止。

治脚极烂。用荆芥叶捣烂敷之。

一方以干茶叶嚼细敷之。

治脚指缝白烂者。用鹅掌黄皮，烧存性，为末，敷之。如水出，用飞黄丹入花乳石粉掺之。

治脚气甚危。取巴戟半两，糯米同炒，米微转色，不用米。大黄一两，剉，炒同为末，蜜丸如梧桐子大，每服六七十丸，禁酒，遂愈。

附风软脚方：用丹参五钱，或六七钱，浸酒服之，神效。

燥热[①]

燥之为病，有风有寒有湿，总皆血液衰少，不能滋养所致，

---

① 燥热：底本、清顺治序本、日本抄本正文均作“燥热类”，据目录及上下文体例改。

故治之法，大约以养血润肺为主。

治血虚肺燥，皮肤皴裂，及消渴，干咳嗽，吐脓血，口舌干燥等症。用天门冬一味，不拘多少，汤泡，去皮心，洗净，捣烂如泥，入蜜和匀，不拘时，滚白汤调下，或一酒杯，或半酒杯，随意服之。

一方用生山药斤半，捣烂，将杏仁一升去皮尖，与双仁者同生牛乳二升和一处，搅匀绞汁出来，入新瓷瓶内封固，隔汤煮一日，每服二三匙，空心，滚白汤调下。

治心下烦闷。野红花苗根，捣绞汁饮之。（或水煎服，蜜丸汤化俱可）

治唇紧燥裂生疮，久不愈者，用橄榄一味，不拘多少，烧存性，为细末，以生猪油和匀，涂患处三四次，效。

一方以头垢傅之。（但初觉微痛自愈）

治燥热发狂，叫跳如着鬼祟一般者。用蚕退纸烧灰，存性，温酒调服即愈。（蚕退纸，即蚕蛾抛子在上者便是）

治积热。大黄、黄连、玄参各十两，㕮咀，每服四钱，水一钟，煎六分，空心温服。丹溪以此三味等分，为末，炼蜜为丸，如梧桐子大，每服四十丸，食前白汤送下。

一方用蜜丸如豆大，以脑、麝为末，夜间噙化一二丸亦妙。

治大热心烦。槐子炒末，酒服方寸匕。

治烦热少睡。用小麦煮做饭食之效。

治发热口干，小便涩。用萎蕤五两，煮汁饮之。

治心热疾，以紫花梨绞汁服之。此梨出常山青城山，解烦躁殊效。

治诸热方：用玄明粉五分，白滚汤化下，或常噙服亦可。此药极能降火退热，消痰去滞，果有速效。第年老虚弱人，不宜多服。

治烦热发热。天麻子五合，捶碎，水二升，煮一升，分四五次温服效。

消渴

饮水多而小便多，名消渴。其症有三：上消主肺，多饮水而少食，大小便如常；中消主胃，饮食多而小便赤黄；下消主肾，小便浊淋如膏。三消不同，燥湿一也。治必以滋润之剂，养阴制燥，补肾水而充液，使津液生而不枯，气血利而不涩则愈矣。

治消渴。用水萍（曝干）、栝楼等分，以人乳为丸如梧桐子大，每服三四十丸，白汤送下。

一方用横黄连二两，剉碎，水一碗，煎半碗，去滓，顿服之立止。研末，蜜丸，服三十丸亦可。

一方用萝卜生捣汁服，大效。

一方用韭或炒或作羹，每日淡吃三五两，吃至十斤即效，或入酱无妨。过清明勿食。

一方用结子萝卜三枚，洗净，薄切，日干，为末，每服二钱，煎猪肉汁澄清，调下，食后并夜卧日三服，不过三剂，大妙。

一方用黄柏一斤，水一升，煮三五沸，渴即饮之，数日便止。

一方取桑根，剥取白皮，煮熟，随意饮之亦可。纳少米不入盐。

治小便多兼渴。作竹沥汤，恣饮数日差。

治消渴心脾中热，下焦虚冷，小便多，渐瘦。生牛羊乳，饮三五合妙。

治消渴胸中烦热。用葛粉四两，先以粟米半升浸一宿，漉出，与葛粉拌匀，煮熟食之。

一方用滑石二两，捣细，水二盏煎，去滓，下粳米二合，煮熟食之。

治渴日饮数斗，小便赤涩。用麻子一升，水三升，煮四五沸，取汁饮之。

治消渴烦闷，乌梅肉二两，微炒，为末，每服二钱，水二盏，煎一盏，去滓，入豉二百粒，煎半盏，卧时温服。

一方取黑豆置牛胆中，阴干，煮熟吞之，差。

一方用上元板桥麦门冬去心，宣黄连九节，去头尖、皮毛，各二两，捣末，肥大苦瓠汁浸门冬经宿，臼中捣烂，再纳黄连末和捣，为丸如梧桐子大，食后下五十丸，日再服，但服二日，其渴必定。

一方用兔一只，剥去皮爪、五脏，水斗半，煎烂，漉出，骨肉斟酌汁五升，澄滤，令冷，渴即服之，极重者服不过三兔全愈。

一方用人参一两，煎汤服之，以好为度。

治消渴不止，下元虚损。用牛膝五两，细切，为末，入生地黄汁五合，昼晒夜浸，汁尽为度，蜜丸如梧桐子大，空心，温酒下三十丸。

一方用大牡蛎，不计多少，腊日端午日，将黄泥裹，煅通赤，放冷取出，为末，用活鲫鱼煎汤，调下一钱匕。

治消渴小便数多。用鹿角一具，炙焦，筛末，酒服方寸匕，渐加至五匕。

一方取生栝楼根三十斤，水一石，煮斗半，去滓，以牛脂五合，煎取水尽，暖酒先食服，如鸡子大，日三服。

一方用葵根五斤，切，以水五升，煮三升，隔宿不食，平旦一服三升。

栝楼丸：薄切栝楼根，人乳拌蒸，竹沥拌晒，研末，蜜丸弹子大，噙化，或绿豆大，米饮下。

痰火

痰之为物，随气升降，有流于经络皮肤者，有郁于脏腑支节者，又有食后或因气恼、劳碌惊恐、风邪致饮食之精华不能传化而成痰饮者。其为病最多，大约当分标本而治。如痰因火动，降火为先，火静则痰自息；痰因气动，顺气为主，气顺则一身之津液随气而顺矣。

治痰要药，贝母，不拘多少，以童便秋冬浸三日，春夏浸一日夜，捞起，水淋洗净，晒干，研末，糖霜和成，不时滚白汤下之。

化痰丸：系瓜通条，烧存性，为细末，枣肉丸弹子大，酒化一丸，服之立验。

瓦粉栝楼丸：治一切顽痰结滞，咯吐难出，久嗽不已，气塞妨闷，痰火劳嗽并效。用瓦垄子（即蚶子壳）火煅，醋淬三次。栝楼，九月黄熟者，以瓤子和蚶壳捣成膏，为饼，陈皮各等分，各晒，为末，汤浸，蒸饼为丸，姜汤下。

炼玄明粉法：治热痰老痰，及上降焦火盛者。用朴硝二斤，萝卜二斤，同煮，以萝卜熟为度。去萝卜，滤过，盛瓷盆内，露一宿收之，加梨汁煮过一次，童便煮过一次，甘草汁煮一次，半夏捣汁煮一次，再用瓷器收贮，每服三五分，白汤化下。

真宗赐高相国去痰清目生犀丸：川芎十两，紧细者，粟米泔浸三日，换水，切片，日干，为末，两料每料入脑、麝各一分，生犀半两，重汤煮蜜，杵为丸，小弹子大，茶、酒嚼下一丸。痰加朱砂半两；膈壅加牛黄一分，水飞铁粉一分；头目昏眩加细辛一分；口眼㖞斜加炮天南星一分。

和气治痰丸：用人参四两，半夏一两，生姜汁熬一宿，晒干，为末，面糊为丸，如绿豆大，每服十丸，生姜汤下。

栝楼膏：治上焦痰火如神。青嫩栝楼，不拘多少，剉片，洗捣，麻布绞汁，入砂锅慢火熬，每二碗熬一碗，入蜂蜜一碗，再熬至一碗，瓷瓶收贮。每用一酒盏倾茶瓯中，白滚汤不拘时调服。

一方用萝卜子炒，为末，皂角烧存性，生姜汁加炼蜜为丸，梧桐子大，每服五七十丸，不拘时白汤下。（若吐脓及血，即以此味捣碎，水煎，去滓，食后服之）

治痰火壅盛，及声嘶。用生矾一两，水化，朱二钱半，溶化，作丸，每服四五粒，白汤下。

治痰饮吐水，诸药不效，用赤石脂一斤，为细末，每服一钱，酒任下，服尽除根。

一方以盐一大匙，和水或暖汤送下，立吐，不吐明旦再服。

一方用甘草（二两，炙），陈皮（十两，去白，以盐二两，拌水煮干），为细末，米糊或酒糊丸绿豆大，每服三五十丸，食远白汤米汤任下。

饧梨膏：治中脘痰饮作饱。饧糖一斤，梨汁半斤，姜汁四两，入瓷罐，以绳悬罐于锅中，不着底，重汤煮，三炷香取出，照前服。

治气胀痰饮，中膈不利。用砂仁不拘多少，擂碎，捣萝卜绞汁，浸透，焙干，为末，每服一二钱，食远，沸汤调下。

治风痰。半夏（大者二十四枚），皂角（一条，猪牙者），生姜（五片），㕮咀，水二钟，煎一钟，食远温服。

一方用木槿花晒干，焙，为末，每服二匙，空心，白汤调下。白花尤妙。

一方以郁金一分，藜芦十分，各为末，和匀，每服一字，用浆水一盏，先以少浆调下，余者漱口服尽，以食压之。

治风痰眩闷。取上好石碌，捣筛末，水飞过，至细，仍研一二钱匕，同生龙脑三四豆许，研匀，以生薄荷汁合，温酒调服，偃卧须臾，涎自口角流出乃差。或生碌二两，如法制过，入麝香一分同研，糯米糊丸弹子大，每丸服二次，薄荷汤下，用辰日辰时辰位上修合更好。

治风痰隔壅。半夏不限多少，酸浆浸一宿，温汤洗五七遍，去恶气，日中晒干，为末，浆水捏作饼子，日干再为末，每五两入生龙脑一钱，研匀，以浆水浓脚丸鸡头大，纱袋盛通风处，阴干，每服一丸，或好茶或薄荷汤下。

治惊痰。天南星一两，用酒浸，七伏时取出，于新瓦上周围炭火上炙，令干裂，置于湿地上去火毒，令瓷器盒盛冷，捣末，用朱砂一分研，同拌，每服半钱，荆芥汤下，每日空心午时，进一二服。

治风涎暴作，气塞倒卧。用甜瓜蒂约半寸许，晒极干，不限多少，为末，量疾每用三钱匕，腻粉一钱匕，以水半合同调匀，灌之服之，其涎自出。若良久未出，吞砂糖一块，必出此物，不损人，极效。

治痰气。南星、半夏（各三两），生姜（十两，取汁），煮南星、半夏，令熟，切片，晒干，为末，又用姜汁打糊为丸，梧桐子大，每服二三十丸，食远，白汤下。

治胸膈壅滞，去痰开胃，及酒食所伤。用半夏，不拘多少，洗净，焙干，捣罗为末，以生姜自然汁和为饼，用湿纸裹，于慢火中煨，令香。有痰，取弹丸大一块，入盐半钱，煎取一盏，温服。

一方用盐煮陈皮，时时嚼之亦妙。

治阴虚火动之痰，不堪用燥剂者。天门冬（一斤，水洗，去心，取肉十二两，捣烂，勿犯铁），五味子（一斤，水洗，去核，取肉四两，为末，不见火），共为末，丸如梧桐子大，每服二十丸，日进三服，不拘时茶清送下。

治痰盛虚极。人参（一两），竹沥（一酒杯），㕮咀，水二钟，煎八分，不拘时，入竹沥温服。予常患出症，不免用消导药治之，痰虽减，可反加恶心呕哕，不思饮食，乃知胃气空虚之甚，加以滋补药食，恶心乃止，屡验。

治酒痰。研栝楼、青黛为末，蜜丸噙化。

治梅核气。腊糟不下水者一斤，朴硝净者半斤，和匀，瓷罐收贮，封密，每用二三匙，煎汤一盏徐饮，神效。

一方用好小红枣一二斤，去核，每枣一个，纳好椒二三粒，频用一枚，细细嚼之，至晚用白果、核桃仁于灯烟上烧，吃枣、果、核挑仁，共食三四升全好。

治小儿夜后狂语，每一岁儿连夜服竹沥二合，令尽即愈。

一方治人风狂及醉饱后，病狂妄语妄见，皆痰所致。灌盐水一大碗，吐痰即差。

回生丹：治痰厥气绝，心头温者。取古塔上陈石灰一合，水一盏，煎滚，去水，再用清水一盏煎极滚，澄清，凿口灌之，痰下自醒。无塔灰，古墙陈灰亦可。

大红末子，治痰迷不省人事。明矾一两，朱砂，水飞，净，一钱，共为细末，每服白汤送下一钱。

咳嗽　喘急

咳嗽虽诸经皆有，而形症则见乎肺之一经。治须分别内外可也。内为七情所伤，外因四气所袭，治内必清热开郁，治外则疏风散寒。先贤云：有因痰而治[1]嗽者，只作痰治；因嗽而致痰者，只作嗽治。其理甚当。切忌用涩滞之药，以防壅结之患。

治咳嗽方：用萝卜子半升，淘择洗，焙干，炒黄熟，为末，砂糖丸如弹子大，绵裹含之，或姜汁浸，蒸饼亦可。

一方用生姜四两，烂捣，入兰香叶二两，椒末一钱匕，盐和面四两，裹作烧饼煨熟，空心，吃不过四五度，效。

一方用梨汁半碗，和饧糖一两，频饮之。

一方用杏仁（去皮、尖）、萝卜子各两半，为末，粥丸，淡姜汤下，气咳风咳皆效。

治肺劳咳嗽。雄黄一两，入瓦合内固济，坐合子于地上，用灰周围令实，可厚二寸，炭一斤，簇定顶，火煅之，三分去一退火，待冷取出，研如面，用糖酥和为丸，如粟米大，空心，三丸，杏仁汤下，差。

一方用青蒿草一大束，去根，洗净，切碎，入砂锅内，用水七碗，煮烂，去粗，滤取清汁，慢火熬至一碗，入童便一碗在内，再共煎至一碗，入瓷罐内，每服四五茶匙，不拘时，用酒调下。

---

① 治：原文如此。此做“作”“为”解。又据后一句“因嗽而致痰者”判断，此“治”恐有受“只做痰治”之“治”所扰而将“致”错刻作“治”之嫌。

治卒患咳嗽。用乌鸡一只，治如食法。以好酒浸之半日，出鸡食酒。

一方苦酒一斗，煮白鸡，取三升，分三服食鸡，不可入盐。

一方童便，剪头尾，加姜汁少许，饮之立效。

治小儿咳嗽。生姜四两，煎汤沐浴。又用蜂房二两，净洗去蜂屎及泥土，以快火烧，为末，每服一字，米饮下。又治大便秘，以酒服三钱，妙。

治小儿咳逆上气。取杏仁三升，去皮、尖，炒黄，捣为细末，炼蜜和匀成膏，每用一大匙，含化，以好为度。

治咳嗽冷气膈胀。用干姜末，热酒调半钱服，兼治头旋目眩，立效。

治咳嗽甚，或吐血。用桑白皮一斤，刮去黄皮，米泔水浸三宿，取出，剉碎，入糯米四两，共焙干，为末，每服二钱，食远，米饮汤调下。

治咳嗽，或吐血，气喘肺痿。猪肺一具，洗去血水，病人每岁用杏仁一个，去皮、尖，用竹尖插肺孔，每孔入杏仁一个，将麻缚住，安瓷器入釜，重汤煮熟，去杏仁不用，止吃肺，轻者一具，重则二具。

治咳嗽喘急。取猪蹄甲四十九枚，净洗，控干，每个甲内，半夏、白矾各一字，入罐子内，封闭，勿令烟出，火煅通赤，去火，细研，入麝香一钱匕，糯米饮下。

一方用枣二十枚，去核，以酥，四两，微火煎枣，酥尽为度，常含枣一枚，咽之。

一方用杏仁，去皮、尖，二两，童便浸，一日一换，夏月一日三四换，浸半月取出，焙干，研细，每服一枣大，薄荷一叶，蜜鸡头大一丸，水一盏，煎七分，食后温服。甚者两剂差，永不发。忌腥物。

一方用桔梗一两半，捣细，童便半升，煎四合，去滓，温服。

一方用好梨，去核，捣汁一茶碗，着椒四十粒，煎一沸，去滓，即入黑糖一两，消讫，细细含咽，立定。或纳蜜在梨内，面裹烧熟，去面食梨，亦效。

一方用梨、藕汁各半杯，调匀，服妙。

一方用鲜山药，捣烂，半琬，甘蔗取汁，半碗，调匀，汤锅顿熟饮之，立止。

治痰咳。用栝楼（肥大者），剖开，留水，其子洗净，槌破，蒌皮细切，焙干，半夏四十九个，滚汤洗七遍，去皮、脐，槌破，焙干，罗为末，用前洗栝楼，热水并瓤同熬成膏，丸如梧桐子大，姜汤下五六十丸，最妙。

治咳嗽声嘶者，血虚多火。用青黛五钱，蛤粉一两，为末，淡齑汤调，加和香油一二滴服之，或蜜丸噙化亦可。此宋时一妃所验之方也。

一方用贝母一两，杏仁五钱，青黛三钱，为末，白砂糖入姜汁泡，蒸饼为丸，如弹子大，每用一丸噙化，妙。

治冷嗽。用生姜切片，焙干，为末，糯米糊为丸，芥子大，每服三四十丸，空心，米饮下。

治肺嗽喘热，大便秘。用杏仁，汤去皮，研一升，以水一升半，翻复绞取稠汁，慢火熬成稀膏，置瓷器中盛之，食后卧时，入少酥，沸汤点一匙下。

治上气咳嗽呷牙，息气喉中作声。水浸蓝实叶，绞汁一升，空腹顿服，须臾，取杏仁汁煮粥食之，一两日将息，依前法更服，吐痰尽差。

治咳嗽上气喘急，吐血。用好人参捣为末，每服三钱，鸡子清调之，五更初服便睡，仰卧，只一服愈。

治上气喘急，鸣息欲绝。用人参为末，服方寸匕，一日五六服。

治肺病咳嗽，唾脓。用薏以仁三两，为末，水一升，煎三合，入酒一合，温服无时，大效。

治咳逆上气，唾浊，但坐不能卧。皂角丸主之。研皂角末一物，蜜丸如梧桐子大，枣膏和汤服一丸，日三服，夜一服。

青白散：治咳逆不已，作饥。用青黛、白矾、乌梅肉等分，为末，每服二钱，虀汤调，先饮虀汤一杯，次服药探吐，急则烧盐探吐。

金粟丸：治久嗽。叶子雌黄一两，研细，以纸筋泥固济，小盒一个，令干，勿令泥厚，将药入盒子内，水调，赤石脂封盒子口，更以泥封之，候干，坐盒子于地上，上面以末入窑瓦坯，弹子大，堆盒子上，令作一尖子，上炭火十斤，簇定顶，上着一熨斗火笼，起令火从上渐炽，候火消三分，看瓦坯通赤则去火，候冷开盒子取药，当如镜面光明红色，入乳钵细研，汤浸蒸，饼心丸如粟米大，每服三丸、五丸，甘草水调服，少睡，良久妙。

一方用百部根一斤，酒浸两宿，捣绞汁，煎如膏，每服三小匙，日三服最妙。

一方用知母、贝母各等分，为细末，食后将带皮生姜切小片，醮药少许，细嚼咽下，白汤过口，常服自然除根。

治咳嗽痰多，服药久不愈者。用完全栝楼一个，要带子，经霜者，捣烂，水二钟，煎八分，露一宿，五更空心温服，即效。其痰嗽甚者，亦只消二三服。

一方枇杷叶，刷去净毛，饴糖煎服效。（无糖亦可）

一方香水梨一枚，切一头为盖，剜去中心，入木香一分，蜂蜜实其中，以竹钉键原盖，置饭上蒸熟食之。痰喘冷吼嗽，俱可治。

一方用桃仁三升，去皮、尖，杵碎，着器中，密封之，蒸一日，次日用干绢袋盛贮，以酒二斗浸六七日，每饮四五合，渐增至一升。

治久嗽及连嗽四五十声者。用带皮生姜自然汁一勺，加白蜜二茶匙，同放蒸碗内煎一滚，温服三四次即止①。

一方每晚临睡时，用六和饼三枚，蘸极细青黛末，慢慢嚼下，不半月自愈。

治久嗽肺痿，骨节烦疼，寒热。用甘草十二分炙，捣为末，每日取童便三合，调甘草末一钱服。

治久嗽干咳。用猪胰一具，薄切，醋煮食尽，不过三服即止。

治老人久嗽肺喘，睡卧不安，立效。杏仁（去皮、尖）、胡桃肉（汤泡，去皮衣）等分，研膏，入炼蜜少许，丸如弹子大。食后卧时，细嚼一二丸，姜汤下。

治咳嗽不差。用黄明胶炙半焦，为末，每服一钱匕，人参末二钱匕，用豆豉汤一盏，葱少许，煎一两，沸后倾入盏内，遇嗽呷三五口。

一方用蚬壳，不计多少，研极细，每服米饮调一钱匕，日四服。

治一切痰嗽不已，诸药无效。用粟壳一斤，醋炒，乌梅四

---

① 止：底本、清顺治序本、日本抄本均误作“上”，据医理及文理改。

两，为末，每服二三钱，沸汤点，常服，食后日三服。

哮　吼

治哮吼方：用鸡子一个，轻敲碎，不损膜，浸尿缸内，三四日取出，煮熟食之，神效。

一方用甜瓜蒂七枚，为粗末，冷水一钟，调澄，取清汁呷之，即吐胶痰，再作再吐，三次全愈。

一方用砒八分，淡豆豉一两，研成膏，涂碗内，艾烟熏，入生银朱末少许，丸服，随刻效。

一方用枯矾末五分，陈皮末三分，临卧，白汤调服三四次愈。

一方用蓖麻子去壳，炒熟，拣甜者吃之，必须多服方效。亦可治嗽。

卷之二

头痛

头痛，有自外致者，风寒暑湿之异，仲景伤寒头痛是也。有自内致者，气虚血虚痰饮之殊，五脏诸郁所致也。若真头痛则风寒犯脑，脑为髓海之真，真不受邪，旦发夕死矣。

治头痛。用干菊花、石膏、川芎各三钱，为末，每服二钱，不拘时，茶清调下。

一方川芎一钱，茶叶二钱，用水二钟，煎五分，食后服。

一方用白僵蚕，炒去丝，为末，每服二钱，白汤调下。

一方用当归二两，酒一升，煮六合饮之，日再饮。

一方治风痰所致，用栀子为末，和蜜浓傅舌上，吐即止。

治痰厥头痛，乌梅肉十个，盐二钱，水煎服，痛即住。

治久病头痛，诸药不效。用乌麦面半斤，吴茱萸二两，为末，水调饼，煿[①]热，乘热放在头顶，贴肉盖在顶上，加帽子以厚帛包一时，热气入脑，冷则去之，未愈再换。无不愈者。

一方炒蝉壳一两，为末，不时温酒下一钱匕。

治饮酒头痛。以竹茹三两，水五升，煮三升，去滓，令冷，纳破鸡子三枚，搅调，更煮三沸饮之。

一方炮附子、煅石膏等分，为末，入脑、麝少许，茶、酒调下半钱匕，效。

一方谷精草一两，为末，白面调摊纸上，贴痛处，干又易。

---

① 煿（bó 薄）：烘烤。

头 风

此症各有所属，右属气血痰火，左属血虚风寒。知其所属而治易矣。

治头风痛。用辣萝卜捣汁，左痛注右鼻，右痛注左鼻孔，俱痛俱注。（一方有冰片少许）

一方用川芎，日干，杵为末，蜜丸如弹子大，不拘时，茶酒嚼下，或嚼川芎苗，茶送下。

一方用玄胡索七枚，猪牙皂肥者二枚，为末，水和小饼如杏仁大，仰卧，以水化开，竹管送入鼻中，男左女右，觉至喉小酸，令患人坐，却令咬大铜钱一个，于当门齿当见涎出成盆，顿愈。

治头风久痛。用大黄，酒拌，炒干，再拌三次如前，为末，茶清调食后服一钱，最效。酒拌蒸，借酒上升作丸，常服甚妙。

治头风眩旋。重阳取菊花晒干，以糯米一斗蒸熟，将花末五两，搜拌如酝法，多用细面曲，为候酒熟即压之，去滓，每暖一盏服。

一方用杏仁一升，去皮、尖、双仁，水研，绞汁熬如膏，和酒或羹粥内搅二匙，食后服，十日后汗出，永差。

一方取腊月乌鸡屎一升，炒令黄，末之，绢袋盛，酒三升浸湿之，常饮之，令醺醺。

一方取荆沥，不限多少服。

治头风目痛。用荆芥穗、细辛、川芎等分，为末，饭后汤调二钱匕。

治女人头风目痛。用天南星一个，掘一坑子火烧，令赤，安南星于坑中，以醋一盏淬之，即以盏盖之，令不透气，候冷取出，为末，每服一字，以酒调下，重者半钱匕。

治女人头风，脑门掣痛。取牛蒡茎、叶，捣取浓汁一升，合无灰酒一升，盐花一匙头，炉火中煎，令稠成膏，以摩痛处。

治头风遇天阴雨先发者。研桂心末一两，酒调如膏，传项上并额上。

治偏正头风。川芎二两，香附子四两，为末，每服二钱，茶清调下，常服除根。

一方用槿树子，煨烟熏患处，痛即止。

一方升麻、苍术各一两，荷叶一个，全用。上㕮咀，水二钟，煎一钟，食后温服，或烧荷叶一个，为末，以前药调服亦可。

一方用雄黄、细辛等分，为末，左边痛，嗅入右鼻，右边痛，嗅入左鼻，立效。

一方剉新嫩桑枝一升，水一斗，煎二升，夏用井中沉，恐酸坏，每日空心服一盏，服尽再煎，终身不患头风。

一方附子一枚，去皮脐，用绿豆一合，同入铫子[1]内煮，豆熟为度，去附子服豆，立差。每个附子可煮五服，后为末服之。

一方细剉京芎，酒浸服之。

一方用荜茇，为末，令患者口中含，左边痛，左鼻吸一字；右边痛，右鼻吸一字，甚效。

一方用白芷三钱，川芎三钱，共为末，将黄牛脑子一个，擦此药在上，入瓷器内，加酒二碗，顿熟，乘热连酒食之，尽量极醉，睡后酒醒即愈。

---

① 铫（diào 掉）子：一种带柄有嘴的小锅。

治偏正头疼，年久不愈者。天热晴明，日久将患人发分开，用麝香五分，皂角末一钱，薄纸包放患处，将盐炒热，布包于麝香上熨之，冷再易，如此数次，更不再发。（单用皂角末吹鼻，令嚏亦妙）

腹 痛

腹痛有五：绵绵痛而无增减者，寒也；时作时止者，火也；大便去而痛减者，食积也；痛而小便不利者，痰也；有定在而不移者，死血也。审因而治，罔有不效。

治腹胀痛。用草豆蔻一两，去壳，为末，每服半钱，木爪姜汤任下。

一方用鹿角，烧末，豉汁服方寸匕，日二服。

一方用生姜铺脐艾灸，或盐填脐灸，寒则散热，借火气拔出滞，则得热而行最捷。

治腹寒痛。用枯矾、釜底煤各一钱，为末，蜜丸，酒送下。

一方用鸽粪三钱，研末，干者，滚酒搅匀，澄去渣，服愈。

治急肚疼。用本患人头发烧灰，研一钱，不拘时，酒调下，随以芥末少许，水调成膏，封脐上，汗出即愈。

一方以灶心土为末，新汲水调服。

治小腹痛，面青黑或赤，气不能喘。用苦参一两，醋一升半，煎八合，分二服。

治小腹满痛，小便不出。用雄黄、细辛研末，蜜丸如枣核大，纳溺孔中，立效。

一方取妇人油头发，烧灰，细研，温酒调服，随愈。

治妇人小腹痛，面青或黄，或赤或黑，不能喘息。用禹余粮石，为末，每服二钱匕，米饮调下，日三服，极效。

治脐下绞痛。用木瓜一两片，桑叶七片，大枣三枚，碎之，水二升，煮半升，顿服之差。

余治一少年腹痛，目不见人，阴茎缩入，喊声彻天，医方灸脐愈痛，欲得附子理中汤。余偶过其门，诸亲友邀入，余曰：非阴症也。主人曰：晚于他处有失，已审侍儿矣。余曰：阴症声低小，止呻吟耳。今高厉有力，非也。脉之伏而数且弦，肝为甚，外肾为筋之会，肝主筋，肝火盛也，肝脉绕阴茎，肝开窍于目，故目不明。用承气汤，一服立止，知有结粪在下故也。凡痛须审察寒热虚实，诸症皆然。久腹痛，多有积，宜消之。

凡人或有房事，色欲内虚，感寒肚痛，将胡椒十数粒捣细，用烧酒一杯，热饮立效。若非内虚感寒而肚痛者，切不可用。

治腰胁痛。取大豆三升，酒二升，煮半升，顿服。

心痛

心痛多是胃脘，以胃脘系心之下故也。治之要知其所由。客寒犯胃，温以散之；痰积瘀血，导而消之即效。若手足青至节者，真心痛，不可治也。

治心痛。用山栀子十五枚，大者九枚，去皮，炒，浓煎，姜汁顿服之差。生麻油半合亦妙。

一方用姜黄一两，桂瓤三两，为末，每服醋汤调下。

一方用湖州细茶煎，头醋和服之。

一方用延胡索炒为末，酒调二钱匕服。一方加胡椒末。

一方用白矾、雄黄各一钱，麝香少许。上为末，酒调少许，服之即止。

一方用少年旧网巾一个，水中提起，滚过百沸，以本汤温服效。

一方用当归为末，酒调服方寸匕。

一方用鸡卵一枚，打破，好醋二合和匀，暖热顿服。

一方用生芝麻一合，细嚼，服之痛立止。

一方用东引桃枝一把，酒一升，煎半升，顿服。

治妇人心痛。用韭汁一中，酒一中，煎服立愈。或用韭白三二斤，捣烂如泥，作饼晒干透，研极细，每服二三匕，热酒调服尤妙。蜜丸滚酒化下亦可。

治血气攻心，痛不可忍。以蓼根细剉，酒浸服之。

一方单用五灵芝为末，不拘时，用烧酒调服一钱。

治妇人久冷，血气攻心，疼痛不止。以叶子雄黄二钱，细研，醋一盏，煎以稠糊为丸，如小豆大，每服醋汤下五丸，续饮甘草汤半盏。若心痛时发不定，吐清水，不食，服之俱妙。

治卒心痛。用干姜为末，米饮汤下一钱匕。

一方用黄连㕮咀八分，水七升，煎五升，温饮五合，日三服。

一方龙胆草四两，酒三升，煮升半，顿服。

一方并血气痛，用青木香，醋研服。

治醋心痛。用槟榔四两，陈皮一两，为散，空心蜜汤下方寸匕。

治恶心痛。用苦参二两，酒一升，煮七合，乘热顿服。

治气实心痛。用牡蛎粉一二钱，酒调下。

治心脾痛。细剉高良姜为末，米饮调下一钱匕。

一方用吴茱萸一两，桃仁一两，和炒，令茱萸焦黑，去茱萸，取桃仁去皮、尖，细研，葱白三根煨熟，以水浸，温服三分。

治心脾疼，年久不愈。用高良姜、香附子等分，为末，每服二钱，陈米饮，空心，调温服，两服愈。

治心胁痛如锥刺者。用陈皮二钱，枳壳二钱，甘草三钱，共为末，以槐条煎汤服之愈。

治心腹冷气痛，用茱萸子一升，豉三升，以酒五升，和煮四五沸，冷服半升，日四五服，得汗便差。

一方用菖蒲二三寸，槌碎，同吴茱萸煎汤饮，或细嚼菖蒲一二寸，以热汤或酒送下亦可效。

一方用生矾、胡椒各一钱，为末，黄酒调服。

治心腹热痛。用栀子十四枚，淡豆豉五合，井水二升，煮豉服妙。

一方用生矾一钱，好醋煎服，立愈。

治心腹相连胀痛。以郁李仁二十一枚，烂嚼，新汲水下，温汤尤妙，须臾痛止。煎淡盐汤下之。

治心腹刺痛，服诸药不效。用蒲黄（微炒）、五灵脂各等分。上为细末，醋熬成膏，每服一二匙，食前滚汤调下。亦可治小肠气。

治心胃腹痛。用五灵脂、无名异为细末，各一钱，不拘时，热酒调下。

治心腹俱胀痛，短气欲死者。用乌梅二十七枚，水五升，煮一沸，纳大钱二枚，煮二升半，壮人可一服，弱人分二服。

治血气逆心，烦闷胀痛。烧水牛角，末，酒调服方寸匕。

一方炒焦黄荆子，为末，米饮调下一钱匕。

治心痛中恶，或连腰脐。烧荔枝核，存性，为末，酒下效。

一方用飞黄丹、枯白矾等分，为末，溶黄蜡，丸桐子大，每二十丸，不拘时，姜汤下。

一方取盐如鸡子大，烧赤，青布裹，纳酒中，顿服，当吐恶物。

治九种心痛妨闷。用桂心一分，为末，酒一盏，煎半盏，去滓，稍热服，或用白汤、热酒调一匙服。

一方用野狐屎烧灰，姜黄三两，捣碎，为末，空心，酒下方寸匕，日再服。

治一切心痛。以生地黄一味，随人所食多少，捣汁和面，作冷淘，或馎饦[①]俱可取效。

腰 痛

腰者，肾之府，血气不能行，故沉痛而难转侧。然有肾虚、瘀血、湿、痰四症，治宜补虚、行瘀、燥湿、导痰，审因而治，无有不效。

治肾虚冷，腰脊痛如锥，不能动摇。用鹿角屑二三两，炒令微黄，捣末，空腹，暖酒一盏，投鹿角末方寸匕。

一方用杜仲三钱，炒断丝，为末，猪腰一只，薄切五七片，盐、醋淹去腥水，掺药末在白荷叶包，更加湿纸一二重，慢火煨熟食之，酒下。

一方用糯米一二升，炒极热，搭膊盛之，缚痛处，炒八角、茴香，研细末，每服二钱，不拘时，温酒调下。

一方用橘核、杜仲各二两，酒炒，断丝。上为细末，每服二钱，食前热酒入盐少许服。

一方用凤仙花捣为饼，晒干，为末，每服三钱，空心，温酒调下。（子亦可）

一方炒脆去壳，研末，每服酒下二钱，亦治疝气。

---

① 馎饦（bó tuō 薄托）：汤饼的别名。古代一种水煮的面食。

一方用杜仲一两，去粗皮，炙黄，剉，水二盏，煎一盏，去渣，用羊肾二枚，去脂膜，细切，入药中煮，次入葱白七根，花椒，盐、姜、醋等，如作羹吃，空腹服之。

一方用大黄五钱，生姜半两，切小豆大，于铛内炒黄色，投水二碗，至五更初顿服，天明下恶物如鸡肝样，痛止，服补肾之药。

一方用槟榔为末，酒调服一钱匕。

一方用破故纸为末，温酒下三钱匕。

眼

人之眼目，犹天之日月，视万物察秋毫，无所不至。日月之晦者，风云雷雨之所致也。眼之失明者，四气四情之为害也。大抵眼目为五脏之精华，一身之至要。肝病生诸翳膜；心盛血惯瞳仁；肺壅拳毛倒睫；脾胀胬肉侵睛；肾燥神水枯澀；胆冷泪出涟涟。

治赤眼。用青泥蛆淘净，晒干，为末，干贴眼上，甚效。

一方用铜碌、白土、芒硝等分，为末，丸如皂角子大，每用一丸白汤研化，洗之立效。

一方汤泡郁李仁，去皮，研烂，入生龙脑少许，点两眦。

一方乳汁调朴硝半钱，扫一切风热毒气攻目，神效。

一方用黄瓜切开一头，剜出子，以皮硝装满，缚定，悬檐下，待其硝透出者，取点角。

一方用地钱草，研水点角。

一方研硝石极细，每夜卧时，铜箸取如粟米大，点目眦。至明旦，以盐浆水洗之。

一方以犬胆汁注目中亦妙。

一方凌霄花、山栀子等分，为末，每服二钱，食后茶调下，日进二服。

一方炙地龙十条，研末，卧时冷茶调下三钱。

一方取自己小便，除两头，蘸抹亦好。

一方用鲤鱼胆汁点之，或脑傅之，燥痛遂明。

一方用艾烧，令烟起，以碗盖之，候烟上碗成煤取下，用温水调化，更入黄连煮水，同调最妙。

一方用大黄一斤，酒蒸，荆芥四两，为末，水丸，每服一钱。

治小儿赤眼，用黄连为细末，水调，贴足心内，干则以水湿之。

一方用黄连煎汁，以炉甘石灰火煅红，投汁内七次，研极细，入脑、麝少许，以灯草蘸药点之。

一方用杏仁十四枚，口内含，去皮、尖，细嚼，以新线裹，频挤汁入眼，虽痛，痛止即效。

治目赤痛如刺，不得开，肝经实热所致。或生障翳，用苦竹沥一合，黄连二分，绵裹入竹沥内，浸一宿，点目数度，令热泪出妙。

一方用蜂房半两，水二升，煮一升，滤洗目，日三四度。

一方用生姜一块，净洗去皮，以古青铜钱刮取姜汁，就钱稜上点，初甚苦热，终妙。

一方用宣黄连，不限多少，捶碎，用新汲水一大碗，浸六十日，以绵滤取汁入碗内，却于重汤上熬，不住手搅，候干为度，即穿地穴一尺许，以瓦补底，将熟艾四两坐于瓦上，以火燃如灸法，然后以药碗覆上，四畔封，开一孔，令烟出尽，止取出刮碗内药下，丸如小豆大，每服十丸，甜竹叶汤下，令用之点目亦妙。

一方削附子赤皮，末如蚕屎，着眦中，以定为度。

一方用净黄连一钱，白明矾大如蚕豆者，丝绵包固，放薄瓷盏内，入人乳少许，用水一盏，重汤煮盏，候内水滚为度，冷点目内眦小孔。

一方煮蜂房、细辛等分，含之差。

治赤眼及睛上疮。用秦皮一两，清水一升，于白碗浸。春夏一食时，以上看碧色出，即以箸头蘸浸，仰点患处，仍先从大眦中满眼着，微痛不畏，良久，三五饭时，即侧卧沥却热泪，每日十度，三日差。

治风毒上攻，肿痛眼涩，不可忍，或赤烂浮翳瘀肉侵睛。用五倍子一两，蔓荆子一两半，同研末，每服二钱，水二盏煎，去渣，热淋洗，再煎洗最妙。

治眼胞肿大如拳。用霜梅三个，去核，白果七个，去壳，铜青五分。上共捣为饼，放碗内，以井花水浸一宿，上用绵纸隔阻，待水浸上，以青铜钱蘸洗之。

治目眶皮赤痛痒。用朴硝五钱，入铜盆中热汤泡洗之。

治睡起眼目赤肿，良久则散，此因血热，卧则归肝，起则血散。用生地黄捣汁，浸糯米半升，渗干又晒，如是三次。用瓷罐煎汤一升，令沸，下地黄、米四五匙，煎成薄粥，温食半饱，后饮一两盏即睡，两日愈。

治目盲白翳肿胀，非肝肾二经之虚，亦非过服热药之所致者。用猪胆，微火铫内熬成膏，入冰片黍米大粒点眼，自觉翳轻，后将猪胆白膜皮晒干，合作小绳如钗股大，烧灰，待冷点翳即退，奇效。

治风火二眼。用大山栀子，去子，将葱头心入栀子内，井水捶泡，频洗愈。

一方用当归、赤芍、黄连等分，水煎浓汁，热洗，冷则温之。凡赤目花翳皆治。

一方用大田螺七枚，洗净，新汲水养，去污泥，换水一升，浸于净器中，取起着盐于其口中，出汁则取以点目，逐个如此，完即放之。

一方用黄连一钱，为末，入鸡子清一个，调匀，滤去渣点之。

治诸内障极效。用熟地黄、麦门冬、车前子等分，为丸，日服之，简妙。

治内外障眼。用苍术四两，米泔浸七日，逐日换泔水，后去黑皮，细切，入青盐一两，同炒黄色为度，去盐不用。又木贼二两，童便浸一宿，水淘，焙干，同研为末，每日饮食菜蔬内调下一钱匕，甚效。

治热眼痛泪不止。以菥蓂[①]子研细，为末，卧时以铜箸点眼中，当有热泪出，并去胬肉。

一方用黄连末一两，白羊肝一具，去膜，同于砂盆中研极细末，众手丸如桐子大，食后以暖浆水吞七丸，连服五剂差。

治风热眼作痒作痛。用皮硝拣净三钱，将豆腐作一窝填硝在内，架于盆上，淋硝汁或点眼洗眼，痒甚者，将明矾一二钱泡汤洗眼，止痒尤速。

治风热眼。用黄连二两，冬青叶四两，水浸三昼夜，待黄绿色熬成膏，不时点四角。

---

① 菥蓂（xī mì 西秘）：荠菜的一种，茎梗上有毛。十字花科遏蓝菜属植物。种子或全草入药，嫩苗作野菜。

治目昏暗不明。用十二月间干桑叶，不落地者，煎汤洗眼，愈。

一方五月五日午时，采杏叶阴干，每晨以铜罐煎水洗目，久之昏暗自除。

一方以空青少许，渍露一宿，取水点之。

治目䀮䀮不明。用青羊肝铜器内煮，以面饼覆上，钻两孔，以目向上熏之，不过两度差。

治目失明。取羖羊肝一斤，去脂膜，薄切，以未着水新瓦盆一口，揩净，铺肝于盆中，置炭火上煿，令脂汁干，再取草决明半斤，蓼子一合，炒香，和肝杵之，为末，以白蜜浆下方寸匕。

一方草决明，末为散，食后，米饮服方寸匕。

治目暗。旦暮以羊胆傅一次。

治眼暗不见，冷泪浸淫不止。取西国草（即蓬藟）日干，捣令极烂，薄绵裹之，浸乳汁中，俟久用点目中。

治雀目不明，每到点灯时即不见物。以青羊肝煮淡醋，食三五次。小儿同治。

一方用苍术二两，研末，竹刀批羊肝一个，擦药在内，麻绳扎定，泔一大盏，煮熟为度，先熏眼后食之。

治青盲眼。用蔓荆子六升蒸之，看气遍满甑，以釜中热汤淋之，乃爆令干，还淋如此三遍，即杵筛为末，食后清酒服二寸匕，日再服。

一方用马齿苋实一大升，为末，每一匙煮葱豉粥和，匀食之。翳亦可治。

治眼内生疮。以仙灵脾、威灵仙等分，为末，食后，米饮汤下二钱匕。

治眼中息肉。用驴脂、石盐和匀，注两眦边，日夜三度，一月差。

治稻谷芒入眼。取蛴螬以新布罩目上，待蛴螬于布上摩[1]之，芒自出布上，妙。

治天丝入眼。用好明矾一两，研细，上调碗内，以舌浸之，丝从舌出。

一方用鸡窝草烧灰，淋清洗之，妙。

一方用五倍捣碎，入井花水，用笔管或麻管含口中，吹水，其毒自出。

治沙尘入目，揭看在何处，以灯草轻轻点之，其尘沙即粘灯草出。

一方取衣鱼和乳汁，注目中妙。

治凡物入眼中，用好墨，清水研，铜箸点之即出。

治烂眩风眼烂，及痘风眼。用杏仁三粒，去皮、尖，捣烂，加铜绿如黄豆大者一块，为末，和匀，将生绢新好者裹此二味，用井水一盏，浸片时，待水中有绿色，不时洗眼，一日数次，洗至三日后，其患自除。但先用皮硝汤洗过，方可用此药。

一方用覆盆子叶日干，捣极细，薄绵裹之，以男乳浸一时，点眼弦即仰卧，不过三日如旧，忌酒面。

治偷针眼，此症属肝脾二经火。以秕谷尖刺破，出脓血即差。

一方左目，以红线系右中指节根，右系左一宿，即差。

治眼中生翳。用雀粪小直者，以人乳和，傅目上，若赤脉

---

① 摩：底本、清顺治序本、日本抄本均为“塺”。据日本抄本丹波元坚校正改。摩，挨挤。

贯瞳仁，及胬肉青盲眼，点之极效。

一方用鹅不食草（又名土芫荽），晒干，槎[1]软，塞鼻内，七日后翳去。此药初塞鼻时，连连喷涕不已，正见发散之意。

一方用洁白芒硝五两，置硝银锅内，以新瓦盖上，用炭火慢慢熬熔，清汁钳出锅，倾在别器中，凝洁如玉者方好，研极细，入龙脑等分，点或吹鼻中立效。无龙脑亦可。

一方取楮树白皮晒干，合作一绳子，如钗股大，烧灰，待冷，细研，点翳上，日三五度，效。（楮树即榖树）

一方以鸡舌香和黄连末、乳汁煎点之，若胬肉用矾石白者，纳一黍米大于翳上，及胬肉上，即令泪出，绵拭之，令泪尽，其翳胬肉自消差。

治小儿眼有翳，不可妄点药，宜傅珊瑚散，加研如粉，每日少点之。

治一切浮翳。细研乌贼鱼骨点之。

治风痒或生翳或眦赤。筛黄连（宣州者）末，研蕤蕤核仁，去皮，如膏，等分，和匀，以干枣三枚，割一头少许，去核，以前二味满填于中，却将枣头依前合定，以少绵裹之，茶碗量水于银器中，文武火煎如鸡子大，以绵滤净点眼。

治肝虚睛痛，冷泪不止，筋脉痛羞明。夏枯草半两，香附子一两，为细末，每服一钱，茶清调，无时服。

治眼当风流泪，肝虚等病。用肥枸杞子二升，捣破，纳绢袋置罐中，以酒一斗浸讫，密封勿令泄气，二七每旦饮之，任性勿醉。

补肝散：七月七日采蒺藜子阴干，捣末，食后水服方寸匕。

---

① 槎（zhà 乍）：击，打。

一少年目中常见镜子就医，医曰：明辰以鱼鲙[1]奉候。少年依期而至，无他味，止设一瓯芥醋，主人久不出镜，主人潜，啜之，又不出，尽啜之，觉胸中豁然，眼不见。主人出曰：君吃鱼鲙太过，不快芥醋，故权诳而治君疾耳。

治眼痛不食，因肝盛脾弱所致，欲治肝则损脾，治脾则肝愈盛，但于温平药中加肉桂，不得用茶则愈。

治久患眼疾，医疗不愈者，若再加点治去泪伤多，频服凉药则伤血过多，贻害不浅矣。唯节酒欲少观书，静养二三年，无不愈者。昔一儒士双目病，频治不已，遂伤一目，后遇明医教以毋治，如前调理，乃全一目登第，此不治中之深治也，甚妙。

治目涩喜睡。烧鼠目一只，作屑，以鱼膏和，注目中眦边。

秘方拨云散：炉甘石五分（云南产者方佳），用煎银砂罐火煨，如煎银样，不用盖，煅令极黄色，取小童便淬之，再煅再淬，以尽为度，用水泛尽童便，晒干，研极细，纸罗二次，方用片脑一分，同甘石研极细末，二味和勺，用银簪点眼角，不问远年近日，昏花赤曝风烂眼疾，治无不效。若加空青二分在内，虽十数年盲瞽及胎痘瞎眼，皆复明，神妙无比。

治目中百病，乳煎黄连，浓膏点之立效。

治疳眼，用乌贼鱼骨、牡蛎等分，为末，糊丸如皂角子大，每服用猪肝一具，药一丸，清米泔煮肝熟为度，和肝食之，用煮肝泔水下三两服。

---

① 鲙（kuài 快）：把鱼、肉切成薄片。

耳

耳者，肾之窍。水衰火盛，热郁于上，则玄府壅塞而耳聋无闻焉。若热气上甚，客其经络，故冲耳作声而耳鸣也。

治耳聋。用石菖蒲根一寸，巴豆一粒，去心，二物研匀，分七丸，绵裹塞耳，日易一丸。

一方猬脂熬化，每用少许滴入耳中，一日三次，立效。

一方用鼠胆滴入耳内，二三次即愈。

一方用柘木白皮及东行根白皮煮汁，蘸酒服，风虚耳聋极验。

一方用栝楼根细切，水煮，酿酒日服，近年者愈。

一方用牡荆子一升，酒三升，淬之，渍七宿，去滓，任性饮尽，虽久聋者即闻，大验。

一方用大蒜一瓣，割一孔，巴豆一粒，去皮膜，慢火炮极热，入蒜内，新绵包塞耳，三次效。

治肾虚耳聋，久不愈。用蝎至小者四十九枚，生姜如蝎大者四十九片，二物铜器中炒，生姜干为度，研末，作一服，初一温酒下，至二更，尽量饮醉不妨，次日耳中如笙簧效。

一方用鹿角一对，去脂膜，切于豉汁中，入粳米二合煮粥，和入五味调和，空腹食之，作羹及酒俱可。

一方用凌霄叶捣烂，取自然汁，灌耳中效。

一方取芥子捣碎，以人乳调和，绵裹塞耳中效。

一方取附子醋浸，削如小指头大，纳耳中效。

一方用松脂二两，巴豆一两，熟捣为丸，以绵包塞耳孔中，一日度效。

一方用杏仁七枚，去皮、尖，擘碎，于中纳盐如小豆许，以绵裹之，置瓷器内，于饭甑中蒸之，饭熟取出，令患人侧耳卧，和绵捻一颗，以油汁滴耳中，时久又用一颗，依前法效。

一方用雄黄、硫黄等分，为末，绵包塞耳中效。

一方用乌蛇骨，绵裹塞耳中效。

一方烧铁令赤，投酒中饮之，仍以磁石塞耳中效。

治耳鸣。用生地黄，截如枣核大，湿纸裹，微火炒煨过，塞耳数易之，以差为度。

治耳鸣无昼夜，听如流水声及痒者。用乌头，烧存性，石菖蒲等分，为末，绵裹塞耳，有单炒菖蒲末，乘热塞耳者，有单用乌头，削如枣核大塞耳者，俱效。

治耳中出血。以龙骨末，吹入即止。

治耳内有脓，名通耳。用猪蓝子为末，吹耳内二三次愈。

治耳痛有脓不出，及痈结聚。用柳根细切，熟槌封之，以帛掩之，燥即易之。

治耳底肿痛，脓水不绝。用轻粉（一钱），麝香（一分）。上为细末，以绵拭干脓水后，用此药。

一方用白矾烧末，入少麝吹耳中，日三四度，或绵裹塞耳中，立差。或以甘草蘸矾末入耳中，或用鹅毛管单吹矾末入耳内俱可。

治气道壅塞，耳聋聩。用甘遂半寸，绵裹插两耳中，即将甘草口中嚼，自然通，甚效。

治耳中忽然作痛，或红肿内胀。用经霜青箬叶，露在外将朽者，烧存性，为末，傅入耳中，其痛立止。

治百虫入耳。用韭菜汁和醋，灌耳中即出。

一方猫尿滴耳中，虫即出。（取猫屎法：以生姜擦其鼻即溺）

鼻病

多属火，然亦有风寒者，肺胃受之。

鼻者，肺之窍。肺邪盛则生息肉，胆移热于脑则为鼻渊，经络热甚，迫血妄行，出于鼻而为衄。然有寒有热，寒邪伤于皮毛则气不利而壅塞，热邪壅清道则阳火盛而衄。治宜表寒清热，令毛孔开通而愈。

治鼻塞久，不闻香臭，内生息肉，水出不止。以蒺藜二握，当道车碾过水大盏，煮半盏，先满口含饭仰卧，以汁一合灌鼻中，令打嚏一二个，息肉出如蛹虫即差。

一方用蜂房火炙焦，为末，酒服方寸匕，日三服。

治脑漏，鼻流浓涕。茄蒂烧存性，为末，每用一二分吹入鼻内。

一方用枯矾、血余等分，为末，青鱼胆拌成饼子，阴干，研细吹鼻中。

一方用百草霜，冷水调三钱服。

一方用荜茇末吹鼻内，即止。

治瓮鼻塞肉，乃肺气太盛所致。用枯矾末，绵裹塞鼻，数日自消。如鼻中肉坠，臭不可近，痛不可摇，枯矾加硇少许，吹鼻中消化为水。

一方用皂角末，如小□[①]豆大，竹管吹鼻中愈。

一方取陈瓜蒂一分，为末，羊肠少许和，傅息肉上，日三次。

---

① □：底本、清顺治序本在“小”“豆”之间空一格，日本抄本无此空格。今取刻本，以虚阙号“□”代之。

一方用雄黄炼一块，如枣大，塞鼻中，不过十日，息肉自出，甚效。

治鼻中有肉下垂。以冰片点之自入。

治鼻塞不通。用菖蒲、皂角等分，为细末，每一钱绵裹塞鼻中，仰卧少顷，效。

一方以水五升，煮槐叶三升，葱豉调和，再煎服。

治酒齄鼻。研鸬鹚屎一合，以腊月猪脂和，每夜涂之。

一方炒橘子为末，每服一钱匕，研胡桃肉一个，同温酒调服。

一方用槲叶，烧灰，先以清泔煮榆叶，取汁洗，拭干，纳灰鼻上。

一方用硫黄（明亮者）、杏仁各三钱，汤泡去皮、尖及双仁。上研匀，入轻粉三分，再研匀，卧时用唾调敷赤处，七日效。

一方用天门冬、侧柏叶、细茶各一两，合捣一处，每用一撮，于罐中滚水冲入，闭气勿泄，少时用汤当茶，日服三五次，一月愈。

治鼻塞风入脑冷，鼻内结硬。用南星汤泡，焙末，二钱，枣七枚，甘草少许，食后三四服，硬物自出，浊涕自收。

治鼻内生疮。用密陀僧、香白芷各等分。上为细末，蜡烛油调搽。

一方用桃树叶嫩心，捣烂，塞鼻中，如无叶，桃枝亦可。

一方用杏仁研如膏，以乳调涂之效。

一方用瓜蒂、细辛为末，绵裹如豆大，塞鼻中。

治鼻疳及鼻中生疮。用黑牛耳内垢腻傅之。（大人小儿同用）

治鼻疳烂通鼻孔。用明矾、鹿角各一两，俱放在瓦上隔火煅过。人头发五钱，灯火上烧过，共为末，花椒汤洗净，掺药于疳上，三四次即愈。如疮不收口，用瓦松烧灰存性，为末，干掺之即收。

治小儿鼻疳疮，并耳后疮，或鼻两道赤。以水泔水洗过，用黄连傅之，日三四度。

治鼻痈。以干姜末、蜜和，塞鼻。

治急蚀鼻疳。没石子为末，吹之差。

治衄血不止。用麦门冬（去心）、生地黄（酒浸）等分，每煎服一两，妙。

一方用黄药子为末，每服二钱匕，薄荷汤调下，良久以新汲水调面二匙服。

一方用白及末，津调，涂山根上，立止。

一方用蒜一枚，去皮，研如泥，作饼如钱大，厚一豆许，左鼻出，贴左脚心，右鼻出，贴右脚心，两鼻出，贴两脚心。血止即以温水洗之。

一方用马鞭草一握，捣烂，冷水半碗，逼取汁饮，即止。

一方用枯白矾、白龙骨各半两，麝香半字，各为末，和匀，每用一字，先将冷水洗净鼻内血涕，然后吹药，或以湿纸蘸药入鼻内，尤妙。

治妇人鼻衄，或吐血，恐经逆行。用韭菜汁服，立效。

治肺经受热，鼻血不止。用蒲黄、青黛各二钱，为细末，以新汲水调服。

一方取铅白霜为末，新水调一字。

一方左鼻孔出血，以纸塞右耳，右鼻孔出，但以纸塞左耳，左右皆出，两耳俱塞。

一方唤病人仰面，将新鲜井水滴入鼻中，并饮井水数口即止。

一方用青蒿草捣汁饮之，立愈。

一方用白萝卜捣汁，滴入鼻中即止。（汁和无灰酒饮亦可）

一方取牡蛎十分，石膏五分，捣末，酒服方寸匕，日三四服，蜜丸如梧子大，亦可服。

一方取楮树叶汁饮三升，不止，再服，四五次差。

一方炒桑耳，令焦，研末，每发以杏仁大塞鼻数度。

一方以桔梗为末，水服方寸匕，日五服。

一方研猬皮末半钱，绵裹塞鼻。

一方刮人中白，置新瓦上火逼干，温酒调服即止。

一方研香墨，浓滴鼻差。

一方青葙子汁三合，灌鼻中。

一方生鸡酥五合，香豉二合，杵研，搓如枣大，纳鼻中。

一方炒糯米微黄，研粉，每服五钱，新汲水调下。

一方萱草根汁一大盏，生姜汁半盏，和匀，时时细呷。

口舌

口齿、咽喉，乃一身之冲要，稍有不利，为害非轻。善养生者，少食辛热，勿咬刚硬，莫当风频剔，则痛肿不生，口齿乃安。若食饮有节，起居有常，能使身中水升火降，则关节通利，咽喉亦无患矣。

治口疮。用生矾二钱，硼砂一钱，调蜜敷上。

一方用生矾、甘草末，掺口内，即效。

一方用白矾一两，飞至半两，黄丹一两，炒红色，放下再炒，紫色为度，为末，掺疮上，立愈。

一方用好酒煮黄连成汁，呷下愈。服凉药不愈，噙官桂妙。

一方用牛膝酒渍，含漱。

一方用五倍子末掺之，便可饮食。

一方烧青钱二十文，令赤，投酒中，服之立差。

一方以蔷薇根避风者，煮浓汁温含，冷易，若久不差，以角蒿灰涂一宿效，口中有汁吐之。

一方火煅缩砂，为末，掺疮上，或用莲叶贴之。

一方用姜黄、黄连一味共嚼之，吐出涎立效。

一方捣生姜自然汁，漱口数次，涎出效。

治口疮白漫漫者。取桑树皮汁，先以发拭口，次以汁傅之。

一方取野外蔷薇根、山李子根，各细切，五升水五斗煎半日，汁浓即盛于银石器中，重汤煎至一二升，稍稠，即以瓷瓶盛之，少少温含咽之差。

一方取胆矾半两，入银锅子，火煅通赤，置地上出火毒，细研，每以少许傅疮上，吐酸水清涎，甚者一两止便差。

治小儿口疮不能饮乳。以黍米汁傅之。

一方烧鸡胵黄皮为末，乳和傅之。

治大小人口疮，久不效。用附子为末，醋调，男左女右，贴脚心自愈。

治口疮并疳及喉痛。用甘草、白矾等分，为末，掺口内愈。

一方用吴茱萸，米醋调，搽两脚心，一夕愈。

治小儿口疮及风疳疮等。脱蚕蛾研末，傅之效。

治口吻疮。楸枝白皮，湿贴上，干则易之。

一方杵蛇床子末，和猪脂涂之。

一方白杨柳枝，浆水煎，和盐含之。

一方楸叶枝白皮，湿贴上，数易。

一方掘经年葵根，烧灰傅之。

一方烧槟榔细研，傅之差。

治小儿热口，两角生疮。烧乱发，研末，猪油调搽效。

治口舌生疮。用细辛、黄连等分，为，末先以布巾揩净患处，掺药在上，涎出即愈。

一方用黄丹、蜂蜜各一两，瓷器盛，蒸一时，以鹅翎刷上。

一方用焦豉，细末，含一宿差。

一方以黄柏皮，醋浸含之。

一方取朴硝含之，立差。

治口舌生疮，咽喉肿塞。用蒲黄一两，盆硝八两，青黛一两半，以生薄荷汁一升，同和勺，瓷罐盛，慢火熬干，细研，用一字或半钱，掺口内，良久吐出痰涎，如喉中疮痛，用竹管吹药半钱入喉膈内，立效。（或单用蒲黄亦效）

治心脾热，舌颊生疮。以蘖皮（蜜涂匀炙）、青黛各一分，同为末，入生龙脑一字，研勺，掺疮上，有涎即吐。

治舌忽出血。如针孔，用小豆一升杵碎，水三升，和搅取汁饮。

一方取豉三升，水三升，煮一二沸，去渣，分二服，取一升，日三度。

治舌肿硬，或血如泉出。用乌贼骨、蒲黄各等分，炒，上为细末，每用些须，涂上即愈。

一方用百草霜为末，醋调搽，加食盐等分，或水调亦可。

一方用槐花炒为末，干掺上。

一方用青黛、黄柏等分，为末，干掺上。

治舌忽胀出。用雄鸡冠刺血，以盏盛，浸舌就咽下即缩。

一方用冬青叶，浓煎汁浸之。

治舌卒肿满口，须臾不治杀人。急以指破舌下两边紫色筋，血出差。

治舌肿。以醋和釜底墨，傅舌上下，脱去更傅，须臾消，先决出血竟时亦好。

有人舌忽肿，伸出口外，一村人以蓖麻子取油蘸纸捻，烧烟熏舌，遂消缩。众问其方，乃其家旧治牛舌胀方也。

治口噤不开。捣附子，末，纳管中，开口吹入喉中差。

治口臭。以象胆每夜和水研少许，绵裹贴齿根上，每夜含之，平明含漱口三五度差。

一方捣甜瓜子，作末，蜜和丸如枣核大，每旦漱口含一丸。

一方取香薷一把，水一斗，煮三升，稍稍含之。

一方取鸡舌香含之。

一方用细辛煮浓汁热漱。

治口唇紧。以皮纸捻于刀上，熏取沥傅，立效。

一方捣马芥子汁，令先揩唇血出，傅之，日七遍。马芥即荆芥。

一方烧蛇蜕灰，先拭之，傅上。

一方以头垢傅之。

一方白布作灯炷，如指大，安刀斧上燃烧，令刀斧上汗出，拭取傅唇，日三四度。

治唇上生疮，连年不差。用八月蓝叶一片，捣汁洗，不过三日差。

治小儿唇疮。取黑豆皮嚼，傅之。又烧葵根末傅之。

治小儿口疳。用黄连芦为末，蜜水调服。

一方用甘蔗皮烧灰，油调搽，湿则干掺。

一方用荸荠烧灰，为末掺上。

一方用白矾装五倍子内，烧过为末，掺上。

一方用吴茱萸末，水调敷足心涌泉穴，男左女右。

治小儿舌上疮，饮乳不得，及鹅口疮。以白矾和鸡子置醋中，涂儿足底二七度。

一方用桑白皮中汁，傅之三两度，上疮如粥米者尤效。或研末，蜜调以傅，或干糁[①]之，生蜜丸噙俱可。

齿

齿虽属肾，而上下龈属手足阳明，乃大肠与胃也。或伤厚味，或吸风寒，致湿热上攻，则牙床不清，为肿出血生虫而齿不得安。治宜散风寒而泻阳明之湿热，自得其常矣。

治牙疼。用白杨皮为末，每服三钱，热醋调含漱愈。

一方用白矾（烧灰）、露蜂房（微炙）等分，水煎数沸热漱，冷即吐换。

一方烧牛膝灰，涂牙齿间。

一方用巴豆一粒，煨黄熟，去壳，以蒜一瓣，切一头，中心剜一孔，可安巴豆在内，以盖合，用绵裹，随患处左右塞耳中。

一方用苍耳子五升，水一斗，煮五升，热含，疼即吐，吐后再含，不过三服差。

一方用好醋一升，煮枸杞白皮一升，取半含之差。

一方用胡麻五升，水一斗，煮五升，含漱吐之。

一方用天麻子一粒（即蓖麻子），放疼牙上咬定效。（或研末，傅牙根尤妙）

---

① 糁（sǎn 散）：洒上。

一方用鲫鱼一尾，去肠，以盐实腹中，火煅透红，候烟尽，取置地上，用碗盖，存性，研细，擦疼处即止。

一方用皂角一枚，好醋煎沸，漱之即止。

一方用白碱（一钱半，烧灰，净桶内取）、毪褐[①]（不拘红黑，烧灰）、枯矾各一钱。上为细末，湿者干掺，干者先润油后搽药。鼻疳亦可。

一方用火硝、樟脑等分，为末，擦之效。

一方用青蒿一握，水一碗，煎半碗，温漱之，疼即止。

治牙动脱。取生地黄，细剉，绵裹着齿上，咂之，渍齿根，日三四并咽之，十日佳。

一方以梧桐泪，加麝香少许，擦之。

一方煮枸杞子汁含之。

一方以蚯蚓粪水和，烧令极赤，研如粉，用腊猪油傅之，日三度。

一方用杨柳枝一握，细剉，入盐浆水煎，含之妙。

一方用石胆细研，以人乳汁调和如膏，擦于痛齿上，或孔中，日三四度，每日以新汲水漱，令净妙。

一方取胡荽子五升，水五升，煮一升，含之。

一方取芦荟四两，为末，先以盐揩齿，令洗净后，傅药末于上。

治齿肿疼。取槐树白皮一握切，以酒一升煮，去滓，入少盐，适寒温，日含三度。

一方嚼熏陆香，咽其汁立效。即乳香也。

一方用莽草、郁李仁各四两，水六升，煎二升，去滓含，

① 毪褐（mú hé 模和）：即毪毼，一种毛织物。

冷则吐之。

一方用川花椒焙干，为末，将青细夏布紧，展绵缠之如条，系箸头上燃火，数数熨患处，至热涎出即愈。

一方鸡屎末，烧灰，研水服方寸匕。

一方取蜂房小者一枚，微炙，细辛一钱，盐花少许炒，研为末，塞齿孔中甚妙。

治齿龈痛，用杏仁一枚，去皮、尖及双仁，以盐方寸匕，水一升，煮令沫出含之，未差吐之，更含三度差。

治风牙上攻肿痛。用地黄、独活各三两，为末，每服三钱，水一盏，和滓温服，卧时再服。

治风牙疼，颊肿。用独活酒煮热含之。

一方以薏苡仁根四两，水四升，煮二升含，冷易之。

治牙虫方：用天仙子烧烟，以竹筒抵牙根，引烟熏痛处，其虫即出。

一方用藜芦末，纳牙孔中，勿咽汁，神效。

一方用松木灰揩之，研雄黄涂上百度，神效。或烧松节灰揩之亦好。

一方用莽草为末，绵裹内孔中，或于痛处咬之，低头吐津，勿咽之。

一方用蜗牛二十枚，烧灰，细研，揩齿佳。

一方以啄木鸟舌尖，绵裹于痛处，咬之。

一方先将冷水放在大碗内，后以小碗覆在大碗上，将瓦烧红，放在小碗底上，然后滴清油一点于瓦上，又将韭菜子数粒放在油上，用通穿大竹筒一个，口吸其烟，熏于痛处，更用水漱出其虫。如虫未尽，再熏之。

一方用不下水猪肚子结蒂，系儿手上，刮取垢腻胶，将青绢包裹，放在疼牙上咬定，虫出极效。风牙肿痛者，不可用。

一方用独蒜煨热，截破，用头熨痛处，冷即易之。

一方用汉椒为末，以巴豆一粒研成膏，饭丸如蛀孔大，绵裹安蛀孔内愈。

一方以丝瓜烧存性，为末，擦之。

一方用茄蒂烧存性，为细末，搽患处。

一方独核肥皂，连核装满食盐，烧过，擦牙神效。

一方用附子为末，熔蜡和丸，塞耳内，大妙。

一方用莽草五两，水一斗，煮五升，热含漱吐之，一日尽。

治风虫客寒，三样牙痛，不能饮食。用胡椒九粒，绿豆十一粒，研碎，捻作一大粒，放在痛牙上咬定，少时吐出涎沫，即愈。

治䘌齿久不差。用细辛煮浓汁，热含冷吐差。

一方取腐白棘针二百枚，水三升，煮一升，日含四五度妙。

治风冷热虫。用猪牙皂角、盐等分，烧为末，点痛处效。

治诸般牙痛。用大黄一味，不拘多少，藏在小罐内，口将泥封固，中穿一眼如簪脚大，用火煨，看青烟透出，将尽，有黄烟出之时取出，存性，研为末，擦牙，其痛即止。

一方用贯众、鹤虱、荆芥穗等分，每用二钱，加川椒五十粒，水一碗，煎七分，去滓，热漱吐去药，立效。

一方用绵裹蝉酥，塞痛处立效。

治齿缝血出不止。用生竹茹四两，醋浸一宿，少少含之，不过三度血止。

一方用黄牛粪，火烧存性，为末，傅患处，神效。

一方用盐搽之，盐胜血故也。

一方浓煎竹叶汁，入盐少许，寒热适宜含之。

一方用矾石一两，水三升，煮一升，先拭齿，乃含之妙。

一方用白萝卜捣汁一碗，加盐一钱在内，不时漱口即止。

治热毒上攻，牙宣出血，牙龈肿痛。用瓦上青苔，不拘多少，洗净，将水煎汤，滤清，略加些盐，搅匀，频频漱之即止。

一方用硫黄一钱，麝香半钱，同研细，先用纸条子，以生油涂之，后掺药末在上。

治虚气攻，齿痛出血龈痒。用胡孙姜二两，细切，炒令黑色，杵末，盥漱后揩牙根上，良久吐之，卧时用唾津咽之不妨。

一方用郁李根白皮切，水煮浓汁含之。

治热极齿缝出血成条者。用人参、茯苓、麦门冬各二钱，上㕮咀，水一钟，煎五分，不拘时温服，神效。

治患牙取牙落不犯手。用草乌、荜茇各半两，川椒、细辛各一两，为末，每用少许揩在患处内外，其牙自落。

治打动牙齿。用蒺藜根烧灰，贴动牙即牢。

固牙齿方：牛齿三十枚，泥固瓶中，煅令通赤，细研，为末，水一盏，末二钱匕，煎令热，含浸牙齿，冷即吐，却永永坚牢，原有损动者，末揩之。

治牙疳。用米二停[①]，盐一停，盆盛，麝香少许，白矾相合，水拌匀，纸裹烧焦黑，为末，贴药立止。

治走马牙疳方：槐皮（烧存性，三钱），泥盐（炒，五分），为极细末搽。若鼻子与喉咙内有疳，加片脑一，分珍珠一分，用鹅毛筒吹入。

一方用北枣一枚，去核，入鸭嘴胆矾一片，纸裹，火煅红，出火毒，研细，敷上。

---

① 停：成数。总数分成几部分，其中一部分称一停。

一方蚕蜕，纸烧灰，存性，入麝香少许，蜜和，敷患处，加白矾尤妙，或蚕蜕皮研末傅之亦可。

治走马疳，蚀透损骨。用天南星一个，当心剜坑，安雄黄一块在内，以面裹烧，候雄黄作汁，以盏子合定，出火毒，去面，研为末，入麝香少许，搽疮甚验。

治齿间壅肉渐大，塞口痛甚。用生地黄汁一碗，猪牙皂数个，火炙令热，蘸地黄汁尽，为末，傅壅肉即消愈。

咽 喉

喉舌之症，多属虚火游行无制，顽痰壅塞不通，故以火之微盛，痰之作止为重轻。轻者可以缓治，重者以针砭刺血为上策。

治喉胀咽痛。用蓖麻子七粒，去壳，压出油，独脚烟尘一条，盐花少许，三味俱研为末，以箸头点药于肿处，日三度点之。

一方用荔枝花根皮，共十二分，水一升，煮六合，去滓含之，细细咽下差。

一方以鲤鱼胆二七枚，和伏龙肝涂咽喉。

一方用朴硝、白矾二味，为末掺入。

一方剉山豆根，含咽苦水润喉自差。

一方将纸绞打，喷嚏数次可散热毒，或嗅皂角末亦妙。

治喉痹。巴豆，去壳，一钱，绿矾二钱，先以缸片二块烧红，以绿矾一半铺底，入巴豆在内，再将矾一半盖之，以缸片覆上，候烟尽取出，研末，吹之即消。如有脓即出。

一方用朴硝一两，细细含咽汁，顷刻立差。

一方用红花绞汁一升服之，冬月浸干者绞汁服，极验。

一方以半夏方寸匕，用鸡子一枚，头开窍，去黄，纳半夏末，再入苦酒共满壳，搅匀，以铫子坐之于火上，煎熟置杯中，稍暖饮之。

一方腊月取青鱼胆阴干，以少许含口中，津咽下。

一方取麝香一片，含津咽差。

一方马兰花根、叶二两，水一升半，煮一盏，去滓，细细咽之。

一方取韭一握捣炒，傅之，冷易之。善治喉肿。

一方用雄鸡肫内黄皮，不要下水，用燥布展净，线穿挂阴向处，不见日三五年者更妙。用时将白炭火烧过，成灰，用井水漱口一次，方以鹅毛管吹灰入喉咙二次即愈。如多次，恐肚中有胃虫吐出来。

一方用杜牛膝，一名鼓槌草，捣汁灌入，吐痰即消。如肿痛不能入者，令仰卧灌入鼻中见效。或再以生韭菜捣烂，敷喉项下妙。

一方用滑石末，蜜丸如弹子大，噙化亦可。

一方取沙牛角烧，刮取灰细筛，和酒服枣许大，调服亦得。

一方用白僵蚕、天南星（刮皮）等分，并生为末，每服一字，生姜汁下。如喉闭不通，以小筒子劈开口灌之，涎出后用大姜一块，炙过，含之，兼傅唇上，立差。

一方用皂角，去皮子，生为末少许，用箸头点肿处，更以醋调敷项下，须臾血出愈。

一方急研新艾，水入口便合同醋捣，涂项下亦可。冬月干者可用，又用布针刺两手大指内侧爪甲角，出血愈。

一方用白僵蚕直者，火焙黄色，捣筛为末，生姜自然汁调服之。

一方用蛇蜕（烧黄）、当归等分，为末，温酒调服一钱，得吐愈。小儿乳汁调下。单蛇蜕亦可。

一方取蓖麻子一枚，去皮，朴硝一钱，同研，新汲水服，连进二三服。

一方用葱须，阴干，研末，二钱，蒲州胆矾一钱，研匀，以一字吹入患处。

一方用新汲水磨雄黄，急灌下差。

一方煮桃皮汁三升，分三服。

一方用蚕蜕纸烧灰，存性，蜜丸如鸡头大，含化，津咽之。

一方用蠡鱼胆，腊月收，阴干，为末，每取少许入患处，药至即差。

一方用巴豆，去皮，以线穿，咽入喉中牵出。

一方烧羊角末，酒服方寸匕。

一方用桔梗二两，水三升，煎一升，顿服。

治锁喉风痹，饮食不通。用返魂草（一名紫菀，南人人呼为夜牵牛）一茎，净洗，纳入喉中，待流出恶涎即差。更以马牙硝津咽之。

治走马喉痹。用巴豆，去皮，绵纸微裹，随左右塞于鼻中，立透。如左右俱有者，用二枚塞左右鼻，此药乃斩关夺门之将，热则流通之理，虽以热攻热，实无妨碍。

一方用马鞭草一握，去两头，勿见风，捣取汁，服之差。

一方煮豉汁一升服，热覆取汗，以末着舌下，渐咽亦可。

一方用真雄黄研极细，水调服，徐徐咽下，立愈。

一方用灯草一大握，除去两头，以新瓦二个相合，置灯草于内，以火烧成灰，再将盐一匙就瓦上炒存性，二物和合，用苇筒一个，以药一捻，吹于喉中，涎出为效。吹三两次立愈。

一方用皂角一根，去皮弦两头，切碎，分作二分，用水半碗，以木槌顺搅，去滓，用香油少许搅匀，以剪揭开口灌之，却用鸡翎口内探涎出，或吐即愈。

一方将麦芽为粉，作稀羹咽之，既消易下，又助胃气。

一方急用灯窝油吃下即消。

一方用穿牛鼻绳一枚，烧灰吹入愈。

治咽喉痛。以瓶内烧蛇床子，熏烟入口即愈。

治喉中毒气。捣生姜汁三升，蜜五合煎，冷热得宜，每服一合，日五服。

治咽喉卒肿，饮食不通。用黄柏末，醋调傅肿上，干即通。或切片含之。

一方用白矾一两，烧灰，盐花五钱，二味细研为散，以箸头点药上患处。

一方以牛蒡子一合，半生半熟，杵为末，热酒调下一钱，立效。

一方用蓬砂半钱，绵裹含，咽津。

一方用络石草二两，水二钟，煎二钟，细灌服立通。此方不可轻视，宜珍秘，预合施以济人，或用生蜜和丸，白汤化下尤妙。

治咽喉单双乳蛾。用蒲黄五钱，罗青、盆硝各三钱，甘草二钱，为末，每服一钱，冷蜜水调，细细咽之，吞不下，鸡翎蘸药喉内扫之，立效。

治乳蛾及风热上攻，咽喉肿痛。用僵蚕（去丝嘴）三条，姜汁浸湿，炙黄，防风（鼠尾者，去皮）二钱，明矾三钱，研共为末，用竹筒吹于喉内立愈。

一方用皂角（猪牙者，炒黄色）、乌龙尾（即梁上倒挂烟尘）、枯矾各等分，上为细末，或吹或点效。

一方蝉肚郁金、巴豆（去壳，生一半熟一半，灯上烧）、雄黄各五钱，先将郁金一味为细末，后将巴豆、雄黄二味各研细末，同为一处研匀，用绵纸一张，将药卷在内，棒槌捍一次成黄纸，将药与黄药纸各另包，凡生一切有顶之疮者，只用药纸，量大小空疮顶，用醋贴纸于疮上，凉水润数次，其效如神。用面糊为丸如绿豆大，三五丸凉水下，名神仙夺命丸。凡用药多者，即贴损肉皮起泡。凡用水润者，多则洗去药性，时时少润之。凡合此药，必须天明辰日辰时，亦不许鸡犬见，诚心用意乃妙。凡用药不许说出药性，鬼神之机奇效。凡疔疮、发背、对口乳痈，及一切无名毒疮，或毒气攻心者，有脉息皆可救，如无脉息者，不能治也。

昔一公主病喉痈，闻用钉刀即哭，不肯治。一医用笔头蘸药点二次，遂溃出脓血盏余，便宽。令具医方云：以针藏笔中，轻轻划破散之，并无他技。真先圣不传之秘法。学者不可以不知也。

昔一人喉症，用巴豆油涂纸捻火点灯，才烟起即灭之，令张口入喉间，俄出紫血半合，后用药傅之，喉愈。大凡此症，发于腑者可刺，发于脏者毒深，非针砭可及，用纸捻第一法也。

又孙真人方：用皂角、明矾、黄连等分，新瓦上焙，为末，每用半钱吹之，甚效。若声如鼾，属虚者，服独参汤。

骨 鲠

治鲠之法，在以类推。如鸬鹚治鱼鲠；磁石治铁鲠；发灰治发鲠；狸虎治骨鲠。各从其类也。

治一切骨鲠。用金凤花根，醋浓煎汤，以竹管灌入喉中，或用子研灌入鼻中，不可犯齿。

一方用砂糖噙化，鲠自下。

一方用鸡苏、朴硝等分，丸如弹子大，仰卧噙化三五丸，即愈。

一方取腊月中鳜鱼胆，悬北檐下，令干，每有鱼鲠，即取一皂子许，以酒煎化，温温呷之，骨随涎出。未吐再服。

一方以蒜纳鼻中即出。

一方取海獭皮，煮汁含之差。

一方以贯众不拘多少，浓煎汁一盏半，分三服，连服三剂，至夜一咯即出。（鳝鱼骨尤快）

一方用香椿树子阴干，半碗，研碎，热酒冲调服之，良久，即连骨吐出。

一方以南硼砂，用水涤洗，吸口中含化。

一方用猪牙皂角二条，切碎，生绢袋盛满，缝以线缚顶中，立消。

一方鹰屎烧灰，水服方寸匕。

一方取虎骨末，水服方寸匕。

一方以狗涎滴入喉间即下。

一方用生艾蒿数升，酒一斗，煮四升，稍稍饮之。

一方不要四眼见，即将箸来倒转，随意钳肉一块，急吞下即愈。

一方用鲤鱼鳞皮烧灰，水调服即出，未出再服。

一方用琥珀一物贯绳，推令至鲠所，复推以牵引出，若水晶珠亦可。口称鸬鹚亦可。

一方含水獭骨，揩颔下即出。

一方以瞿麦为末，水服方寸匕。

一方蔷薇根为末，水服方寸匕。

治鱼鲠及鱼骨入肉不出，痛甚。取鱼狗烧，令黑，为末，顿服。

一方以白饧糖二块，整咽下即愈。稻芒鲠者，亦可治。

一方用萱草根汁灌之。

一方以皂角末吹入鼻，得嚏而鲠出。

一方小嚼韭白令柔，以细绳系，入口中，吞韭到鲠处，引之鲠骨随出。

一方用砂仁、甘草末，绵裹徐咽津下，随痰出。

一附二法：分治鸡骨鲠者。就用其汁捣生苎根，饮之即化鱼骨。鲠者，嚼橄榄或连核为末，长流水调下。或用鱼骨插入患人髻中，或于头颈发际下擦之亦可。

治桃李核鲠。取狗头骨煮汤，磨项下。

治稻芒哽喉。以鹅涎滴入即下。

声　哑

声出于肺，热伤肺则气浊而不清，甚则气乱而暴瘖无声也。又云热伤少阴之络脉，盖少阴肾脉循喉咙，挟舌本故也。

治患卒哑。用杏仁三分，去皮、尖熬，别杵桂一分和，烂如泥，每用杏核大，绵裹含，细细咽之，日五夜三。

治无故喉咽声音不出者，为之失音。用橘皮五两，水二升，煮取一升，去滓，顿服，其声自出。

一方用皂角一挺，去皮、子，萝卜三枚，切片，水二盏，煎一盏，服之不过三四服，即声出。

一方浓煎竹叶汤服之。

治风冷失音。以蘘荷根二两，绞取汁，酒一大盏，和匀，不拘时，候温服半盏。

一方取桂末着舌下，渐咽汁。

一方用槐子不计多少，新瓦上焙干，怀袖中，行坐间常咀嚼数粒，令气味不绝。

治失音不语，咽喉痒痛。杏仁、桂心各一两，研匀，用半熟蜜和丸如樱桃大，绵裹不时含之，咽津大效。

误吞物

治误吞针。磨磁石令光，钻孔穿线中自出。

一方以熟蚕豆，合韭菜吃之自出。

治误吞铜钱。用生慈菇汁呷饮，自然消化。

治误吞钱、金银钗、环。用饴糖一斤，渐渐食之尽，遂出。

一方用炭烧红，急捣为末，煎汤呷，立效。

一方以百部根四两，酒一升，浸一宿，温服一升，日再服。

一方捣胡椒一两，调服，令其消洋自出，不出再服。

一方煮冬葵汁，饮之即出。

一方用石灰（一杏仁大），硫黄（一皂子大），同研，为末，酒调下。

一方羊胫骨灰，米饮调下三钱匕。

一方烧铜弩牙，令赤，纳酒中，饮之立差。

一方取苍耳头一把，水一升，浸水中十余度，饮水愈。

一方烧南烛根灰，熟水下一钱。

治箭镞在咽喉下、胸膈间。以蝼蛄捣取汁，滴上三五度，箭头自出。

疝　气附偏坠

疝气，乃风寒、劳碌、气怒、痰饮、湿热而成，治宜通而不宜塞。大抵要泄肝气，消化湿热，分利阴阳为当，不可拘泥辛熟之剂，恐有助火动风之患。

治疝气偏有大小，时时上下者。以蜘蛛十四枚，炒焦，桂半两，同为细末，每服八分一匕，日再服蜜丸亦通。

一方用牡蛎，不限多少，盐泥固济，炭三斤煅，令火尽，冷取二两，干姜三两，炮。以上共为末，用冷水调稠稀，得所涂患处，小便大利即愈。

治寒疝，心腹引痛。乌头五枚，大者，去芒角及皮，白蜜一斤，煎透润，取出焙干，捣筛，又以熟蜜丸如梧桐子大，盐汤下二十丸。

一方用丹参一两，为末，每服热酒下一钱匕。

治寒疝心痛，四肢逆冷，全不欲食。用桂心为末，酒调一钱匕，服不拘时。

治小肠气痛欲死者，用杏仁、茴香各一两，葱白，焙干，半两，同为末，酒调，嚼胡桃肉咽下。

一方用白附子一个，为末，津唾调，填脐上，以艾丸灸三壮或五壮即愈。

一方用硫黄，不拘多少，火中溶化，投水中出毒，荔枝核为末，炒焦黄色，陈皮等分，为末，饭丸桐子大，每服十五丸，酒下痛止。如觉痛不能支者，量用五六丸。

一方用川楝子二十四粒（汤浸，去白皮，切片），巴豆一百粒（去壳），二末，用面二升同炒，令黄赤面，面与巴豆不用，将楝肉为末，每服三钱，温酒，空心送下，奇效。

治疝疾，遇寒辄发者。九月九日采茱萸用盐腌，阴干，每早用二三十粒入口嚼烂，盐、酒送下，久服自愈，不复再发。得腌过一二年以上者，每服三四十粒更好。

一方用玄胡索（盐炒）、全蝎（去毒）各等分，为末，每服半钱，空心，盐、酒下。

一方用地肤子（即落帚母子），炒香，为末，每服一钱，空心，酒调下。

一方用文蛤同香附为末，姜汁调服。

一方用五月五日采谷树叶，阴干，为末，每以一二匙，空心，温酒调下。

一方用炒盐或茴香二包，不住手更换熨之。

治诸疝小腹及阴中痛，汗出欲绝者。用沙参捣末，酒调方寸匕服，立差。

一方用向东扁柏叶晒干，为末，向东谷树叶同上，等分，每服温酒送下三钱。

一方腊月收鬼馒饵，阴干，三个，天花粉炒、小茴香各二钱，水二碗煎，入铁秤锤，同沸，取出，发时空心热服，一服即止，神效。

治小儿寒疝，腹痛，大汗出。浓煎梨叶汁七合，顿服，以意消息，可作四五度饮之。

一方用生射干绞汁饮之，亦可丸服。

治男子阴肿核大如升，作痛者。以马鞭草捣烂绞汁敷之。

又方，用皂角末涂亦妙。

治阴囊湿痒。以鲜松毛煎汤洗之。

治木肾[1]阴囊肿大。以蕲艾揉细，用草纸夹铺艾在内，卷紧如饼，先将湿草裹阴囊数重，用前艾卷从一头烧红，炙在湿纸上，候热透阴囊，再移于未透热处，熏炙热为度，后三四日蓦然一响，撒水满地即收小。

治气胞木肾，水胞偏坠。用沙土炒热红，候温时，入花椒、小茴香、艾叶拌匀，放盆内，中按一窝，盖布一片，将病胞坐在上，遍身汗出，胞内或冷血、冷气、令水尽化汗出，将沙土湿透，再炒，如此数遍，永绝其根。

治阴肿痛。用荏叶杵为泥傅之，肿即消，大效。

治阴囊肿痛，小肠气。用乳香、蝎稍各一钱，川乌，去皮，生用，三钱，为末，每服一钱，水一盏，煎七分，入盐少许，空心，连滓热服，立效。

治阴冷渐入，阴囊肿满，日夜疼闷，不能眠。择生花椒，以帛裹着丸囊，令厚半寸，须臾热气大通，日再易之，即差。

治大人小儿肾肿偏大，有气上胀，行走肿痛。用牡丹皮、防风、肉桂、黄柏（炙）、桃仁（炒）等分，为末，酒服方寸匕，二服愈。小儿乳汁和大豆许服之，忌葱、蒜。大验。

治偏坠大小子，痛不可忍者。取芙蓉叶、黄柏各三钱，共为末，用木鳖子一个，取肉磨醋成稀膏，调敷肾囊，其痛即退。

治肾大如斗。用茴香、青皮、荔枝等分，炒，为末，酒下二钱，日三服。

治偏坠不时举发冷痛。用布为袋，入艾与绵在内，将来包裹阴囊，切勿使之着冷，其病自不发。倘夏月有汗，频换可也。若用蕲艾尤妙。

---

① 木肾：病名，指睾丸肿大、坚硬麻木的病症。

治阴囊湿痒，搔破。用野白紫苏为末，破者干掺之；不破者，油调搽俱愈。

治阴囊湿痒欲溃者。用板儿松香，不拘多少，为末，捻入纸捻内，每根加花椒三粒，浸灯盏内三宿，取出点烧，淋下油以瓷器盛之，先以米泔洗净后搽油。

治膀胱气。用胡芦巴、茴香、桃仁（麸炒，去皮、尖）等分，为末，酒糊丸如桐子大，半为散，每服五十丸，空心，食前盐、酒下散，以热米饮调下，与丸相间，空心服，且各一二服，甚效。

治本脏气伤，膀胱连小肠等气。用金铃子一百枚，汤浸，去皮，巴豆二百粒，捶碎，麸一升，同于铜勺炒金铃子，赤为度，去巴豆、麸并核，为末，每服三钱，不时热酒或醋汤下俱可。

卷之三

气

丹溪云：周流一身者，气也。苟内无所伤，外无所感，何病之有。今曰冷气、滞气、逆气、上气者，皆是肺受火邪，有升无降，熏蒸清道，转成剧病。《局方》用辛香燥热之剂，以火济火，非其治也。

治气不升降。用大附子一枚，炮，作二服，水一盏煎，别用水磨沉香，临熟入药内热服。

治脾气壅满，心膈不利。用枳壳二两，麸炒黄，为末，不时米饮调下二钱。

治伏梁气在心，结聚不散。桃仁三两，为末，温酒调下二钱匕。

治气壅关格不通。用滑石八分，研如面，以水五合和之，顿服。

治三焦气下顺，胸膈壅塞，头目昏眩，涕唾痰涎，精神不爽利。用利膈丸，用牵牛子四两，半生半熟，不蛀皂荚，涂酥炙二两，为末，生姜自然汁煮糊，丸如桐子大，每服二十丸，荆芥汤下。

治上气急满，坐卧不得。取鳖甲二两，炙令黄，细捣为散，用灯心一握，水二升，煎五合，食前服一钱匕，食后蜜水服一钱匕。

治上气咳逆，及结气。用紫苏子，水研汁，去渣煮粥食。

一方用砂仁洗净炒，生姜连皮者各等分，捣烂泡汤热服，甚效。

治冷热气不和，不思饮食，或腹刺痛。用川乌头、山栀子等分，生捣为末，以酒糊丸如桐子大，每服十五丸，炒姜汤下。（如小腹痛，炒茴香、葱，酒再下二十丸）

治膈下冷气及酒食饱闷。用青橘皮四两，盐一两，分作四分，一分不用汤浸，余浸一宿，漉出，去瓤，用盐三分一处拌和匀，候良久，铫子内炒微焦，为末，每用一钱半，茶末半钱，水一碗，煎七分，放温常服，不用入茶煎沸，汤点亦妙。

治气结聚心下。用桃树上不落干桃子，为细末，每服二钱，空心，温酒调下。

治一切气不和，走注痛。用木香温水磨浓，热酒调下。

一方用麸皮醋拌炒，热布裹熨之。

治一切结气，心胸壅塞，膈冷热气。用生姜汁和杏仁泥，煎成膏，水调服。

一方碎捣小芥子一升，以绢袋盛之，好酒二升浸七日，空心，温服三合，日二服。

交感丹：治一切诸气，公私拂情，抑郁烦恼，七情所伤，不思饮食，胸膈诸症，有奇效。香附米（一斤，长流水浸三日，捞起，炒干，忌铁器），白茯苓（去皮，净末，四两），二味研末，炼蜜为丸如弹子大，每清晨细嚼一丸，白滚汤下，陈皮汤尤妙。

治下焦冷气。取陈皮一斤，和杏仁五两，去皮、尖炒，加少蜜为丸，每服三十丸，食前米饮下。

治膜外气块。用延胡索，不拘多少，为末，用猪胰一具，切作块子炙，蘸药末食之效。

治久患气胀心闷，饮食不得，此因饮食不调，冷热相击所致。用厚朴火上炙干，又蘸姜汁，又炙又蘸，黑焦为度，捣筛如面，陈米饮调下二钱匕。

治久患气升。用诃藜勒三枚，湿纸裹煨，纸干去核，细嚼，以生牛乳一升下之，日三服。

治兵火盗贼猛兽，惊气入心络，不能语。用密陀僧为细末，每服五分，好茶调下。

诸　血

人身之血，如川之水，通流不息，则无病矣。若为七情四气相干，饮食劳伤相继，有伤胃而呕吐，伤肺而衄，涕咯咳则出于肾，痰涎则出于脾，治之必随经用药。热者清之，郁者开之，劳伤者安之，妄行者止之，虚弱者补之，使诸经之血，各有所归则自安矣。

治诸吐血。急则治标，仓卒人惧，即用后开方。

百草霜（即锅底黑灰，用外人家者妙），为末，井水调服三钱，或米饮。如鼻衄，吹入鼻中。

一方好墨为末，每服二钱妙。血见黑即止，黑属北方水，血色红属南方火，以水克火理也。

一方山茶花为末，童便、姜汁调服二钱。

一方用大蓟（野生有刺），俗名野红花，或小蓟（少刺者），俱开红花，取根叶生捣自然汁，服一盏立愈。

一方用藕节七个，荷叶顶七个，加蜜少许，擂碎，水二钟，煎八分，去渣，温服。或为末，蜜水调服亦可。

一方用蒲黄一两，生地五钱，共为末，每服二钱，食后冷水调下。

一方用生地汁一升二合，白胶香二两，以瓷器中盛入，甑蒸，令胶消化服之。（胶香，即枫树脂）

一方天南星一两，剉如豆大，炉灰汁浸一宿取出，洗净，焙干，为末，用酒磨自然铜汁，下一钱。

一方取鸡苏茎、叶，煎取汁饮之。

一方用川大黄一两，捣罗为末，每服一钱，生地黄汁一合，水半盏，煎三五沸，不拘时服。

一方用槲叶，不限多少，捣末，服二钱，水一盏，煎五分，和渣服。

一方用白及一味，为末，米饮调服极妙，或童便调亦可。属肺亏损者，尤妙。

一方用黄芩二两，赤芍一两，为末，每服三钱，水一盏，煎七分，热服。

一方用人参为末，鸡子清投新汲水，调一钱服。

一方用葛根捣汁一盏，顿服立差。

一方用皱面草（即地松），为末，每服一二钱，以茅花泡汤调服，不拘时。

一方用牛鼻冲草，曝干，为末，入麝香少许，以竹管吹药入两鼻内，立差。

一方用青柏叶一把，干姜一片，阿胶一挺，炙三味，以水二升，煮一升，去渣，别绞马通汁一升，相和合煎一升，绵滤去渣，二服尽之，立差。

神授方：昔一人吐血，气促惊躁，目直视，梦观音授方：益智（一两，生），朱砂（一钱），青皮（半两），服愈。

治小儿吐血不止。以蒲黄细研，每服半钱，用生地黄汁调下，量儿大小减服之。又方用黄连一两，去须，罗为散，每服一钱，水七分，入豉二十粒同煎，至五分，去滓温服。

治咯血。用黄药子、汉防己各一两，为末，以一钱匕，水一盏，小麦二十粒同煎，食后温服。

一方用荷叶焙干，为末，米饮调服一钱。

一方用黄柏以蜜调炙，捣为末，麦门冬浸水，调下二钱匕，糯米饮下亦可。

治唾血。取桂心捣末，水下方寸匕。

治咳血、吐血。用侧柏叶瓦上焙干，为末，每服三钱，食后米饮调下，三五服立效。或捣叶汁，以童便和好酒饮之，尤妙。

一方用茜草一两，捣罗为末，每服二钱，水一盏，煎七分，食后放冷服之。

治瘀血蓄胃，心下胀满，食入即呕。用赤芍、半夏、陈皮各等分，每服四钱，水一盏，姜七片，煎七分，不拘时温服。

治吐血并鼻中出血。用萝卜汁一盏，量情加盐在内服之，甚者服二三盏，俱效。或以萝卜汁同藕汁饮，及滴入鼻中亦可。

一方伏龙肝半升，新汲水一升，淘汁，和蜜顿服。

一方烧白马粪研，以水绞取汁，服一升。

治吐血、咯血、鼻衄。用千叶石榴花，干为末，吹鼻中立差。加侧柏叶尤妙。

一方用白芍药一两，犀角末一分，新水服一钱，血止为限。

一方用藕节捣汁饮之，或加京墨汁亦可。

一方用生蒲黄油，发灰，每一钱生地黄汁调下，单以酒或水调蒲黄三钱亦可。

一方用槐花蕊，新鲜者，新瓦上焙燥，为细末，每一两加柿霜五钱，真青黛一钱，和匀，常以一小茶匙抄在手心内舐之，如甚者，服四两可除根。忌饮茶。

一方用生藕汁、生地黄汁、大蓟汁各三合，蜜一匙，调匀，每一盏不拘时服。

治内损吐血下血，或饮酒大过，血如涌泉，口鼻九窍皆出。侧柏叶一两五钱（蒸干），荆芥穗一两（烧灰），人参一两，为末，每服三钱，入飞罗面三钱拌合，水调黏相似，啜服。

治呕吐咯嗽有血。用韭叶捣汁一盏，将童便半碗调匀，服之立止。

治人九窍、四肢、指歧间有血溅出者，此暴惊所致也。治之者，毋令患人知，忽以井花水噀其面即止。治衄血尤效。

一方用生下犊子脐屎，烧存性，为末，水调方寸匕服，日四五顿差。鼻中出血亦良。

一方取羊屠血饮二升差。

一方取荆叶捣汁，酒和服二合。

治肺痿咯血多痰。用防己、葶苈等分，为末，糯米饮调下一钱。

治饮酒过多，蕴热胸膈，故致吐血、衄血。用葛花二两（如无，以葛根代），黄连四两，为丸，大便秘结者加大黄末一两，急可减为钱数煎服。

诸 虚

经曰：邪之所凑，其气必虚。是虚者，百病之原也。然有因虚致病，因病致虚，二者须消息治之。善调者，外谨六淫，内慎七情，虽虚亦不成病。

治肺脏虚寒。采五味子，方红熟者，蒸烂，研，滤汁，去子，熬成稀膏，量酸甘入蜜，再上火，候蜜熟后盛冷器中，作汤时时服。

治虚羸痨热。用生枸杞子五升，好酒二斗，研之，勿令碎，浸七日，漉去滓饮之。初以三合为始，后任性饮之，甚妙。

治虚弱羸瘦，四肢少力。用猪肾一对，去筋膜切，枸杞叶半斤，以豆豉一盏半相和，煮作羹，入盐、椒、葱，空腹食之。

治肾虚腰脚无力。取生栗袋盛，悬干，每日平旦吃十枚，再吃猪肾粥。

治骨髓虚弱。用鹿茸五两，去毛，涂酥炙微黄，为末，以酒二升，于银锅内慢火熬成膏，盛瓷器中。每服半匙，温水调下，食前服。

治气虚血弱，饮食减少。用莲实，不拘多少，去皮，酒浸一宿，入猪肚中，水煎烂，捣成饼，炙干，为末，酒糊丸桐子大，每服五七十丸，食前温酒下，或不丸，日常烂煮，食之亦妙。

一方用水芝丸：将莲肉去心，不去皮，不限多少，以酒浸一夜，放在大猪肚内，用水煮熟，取出焙干，为细末，仍用酒煮烂，为丸如桐子大，每服七十丸，空心，温酒送下。

一方每旦炙甘草三两，童便煎三四沸，顿服。

一方用干浮萍、天花粉各等分，为末，人乳汁和丸如梧子大，每服二十丸，不拘时，米饮下，每日三服，三日见效。

一方用缫丝汤饮之。（即蚕茧水。如无，以茧壳或丝绵煮汁饮之亦可）

治气虚晕倒。用人参七八钱，煎汤服之即醒。

治阴虚火动，五心烦热，服药无效。用童便，白者，斩头

去尾，将中间者取一碗，和好酒些须[1]，饮之即愈。（时气狂躁俱可治）

治诸虚不足，暖五脏，除百病。用天门冬、熟地黄、白茯苓各等分，为细末，炼蜜丸如弹子大，每服一丸，食远，温酒调化服。一说去茯苓，只二味；一加人参，共四味，俱各见效。

治心气虚损，怔忡自汗。人参、当归身各半两，雄猪腰子（二枚，不下水），用水二碗煮腰子，至碗半捞起，细切，入二味药同煎，至八分，吃腰子，以汁下，如吃不尽者，同二味药渣焙干为末，山药糊丸桐子大，每服三十丸，食远，白汤送下，服甚效。

治久病羸瘦，不生肌肉，水气在胁下，不能饮食，四肢烦热者。

羊胃汤方：羊胃一枚，术一升，并切，以水二斗，煮九升，一服三升，日三服，三日尽，更作两剂差。

治阳衰，阴痿不起。用雀卵白，天雄末，菟丝子末，丸如桐子大，空心，酒下五丸。

治诸虚不足，胸中烦悸，时常消渴，用黄芪六两（蜜炙七次），甘草一两。上㕮咀，每服四五钱，水钟半，枣一枚，煎七分，不拘时温服。治盗汗更效。

又凡虚弱人，行房后，随以人参六钱，陈皮一钱，煎服之，可免后患。

惊悸

惊悸，多因血虚。盖血以养心，血虚则时觉心跳。若时作

① 些须：少许；一点儿。

时止，痰因火动也。治当和血脉，养心神，降痰火，以益元气。

治心脏不定。用白石英、朱砂等分，同研，为末，食后服半钱，夜卧金银汤下。

治心虚惊悸。以荆沥二升，水煎一升六合，分作四服，日三服，夜一服。

一方用蛇黄二两，火烧赤，酒淬至酥，朱砂乙[①]两，与蛇黄同研，水飞，天麻二两，别研为末，与前三味合为散，以半钱匕，薄荷汤调，食后临卧，殊效。

治心神不定，恍惚健忘，火不下降，时复振跳。用茯神二两，沉香五钱，为末，蜜丸小豆大，每三十丸，食后人参煎汤下。

盗　汗自汗

此症有阴虚者，则阳气内蒸而汗出；有阳虚者，则卫气不固而汗出。睡时浸淫而觉则止，故名盗汗也。

治盗汗方：取椒目，微炒，捣末，用半钱匕，生猪唇煎汤一合，临卧调服，神效。

一方用黄芪节、麻黄节、飞罗面各等分，为末，面糊丸梧子大，每服三四十丸，食远，煎浮麦汤下。

一方用五倍子为末，唾调涂脐中，以帛缚一宿即止。又用人乳调，蒸熟，丸如圆眼大，每用一丸入脐，核桃壳盖之，以绢帛缚定。

一方用白术与浮麦，加水同煎，干软去麦，焙术为末，每服二钱，食远，浮麦汤下。

一方用酸枣仁、人参、茯苓各等分，为细末，每服乙钱，

---

① 乙：原为序数第二的代称，此处引为“二”之意。下同。

食远，米饮调下。

一方乘露采桑叶，焙干为末，每服二钱，食远，米饮调下。冬月不落叶更妙。

一方用牙猪心一个，水二碗，入砂锅内煮烂熟为度，去心不用。另用人参、当归各二钱半，入猪心汁内，熬至上半碗，去滓，不拘时服。猪心食否不拘。

一方用香白芷一味，不拘多少，为末，将自己津唾调涂脐上，自止。

一方用枯白矾一二钱，为末，津唾调塞脐内，以膏药封之，自止。

治诸虚不足，及大病后体虚，常自汗。用黄芪、麻黄根、牡蛎（米泔浸，火煅赤），等分，每服三钱，水一盏，小麦百余粒，煎八分，不拘时服。

一方用豉一升，微炒，酒三升，渍三日，取汁，冷暖任服，三两剂即止。

治盗汗并阴汗出不已。用牡蛎，生，为末，掺有汗处，不过三次即止。

一方用韭根四十九枚，水二升，煮一升，顿服。

治小儿虚汗不止。用桃树上干瘪桃子七枚，浮麦一撮，煎服。

健　忘

人有思虑过度，致心神不清，遇事多忘，治宜养神豁痰开窍。经曰：血气者，人之神也。静则神藏，躁则消忘。静则心存于中，动则心驰于外。药固有安心养血之功，总之不若平心易气之为得也。

经曰：志伤善忘，心伤善忘。故开心益志者，唯龙骨、远志二味等分，为末，食后，酒服方寸匕，日三服。

治健忘方：用人参一分，猪肪十分，和服百日，日记千言。

一方用菖蒲为末，酒调方寸匕服，常服聪明益智。若七月七日，取菖蒲酒服三方寸匕，饮酒不醉。不可犯铁，令人吐逆。

一方戊子日，取东引桃枝三寸枕之。

一方白石英、朱砂等分，同研为散，每服半钱，夜卧煎金银汤调下。

一方取商陆花，阴干一百日，研末，旦暮水服方寸匕，卧思所欲即觉。

一方将莲肉去皮、心，半两，研末，令熟，以粳米二合作粥，候熟入莲末，和匀食之。

一方丁酉日，密自到市买远志，着巾角中还，研为末服之，勿令人知。

一方丙午日，取小鳖甲带之。

一方取石莲子肉，于砂盆中干擦，去浮上赤色，留青心，为末，少入龙脑点服之。

治健忘病，与夜梦奇怪恶杂之物，自少至老，无日无夜不受其害。服茯神、远志、菖蒲等药自愈。犯此者，宜早服。

邪　祟

血气者，人之神也。神衰则五官失职而邪入之。举动皆妄，徒以邪视之，其人必死。若方中客忤、停尸、飞尸、鬼疰、鬼击，乃冒犯外邪、客气忽然暴逆之症也。临症须宜两审。

治鬼祟。用桃仁五十枚碎，以水熟煮，取四升，一服尽当吐。病不尽，三两日不吐，再等分纳口中。

一方烧桔梗末二两，米饮服。仍吞麝香大豆许佳。

治鬼魅不醒。研伏龙肝吹入鼻中。

治中恶客忤，垂死重。研麝香，和醋二合，服之差。

一方用生附子末，着管中，吹纳舌下。

治邪祟，或发狂或悲泣，歌舞吟呻。酒调蚕蜕纸灰，任下。

治鬼击病，卒如刀刺，心腹绞痛，或吐血下血，一名鬼排。断白犬头，取血饮之。

一方用铁捶柄烧灰，和桃奴、鬼箭等丸服。

治尸疰。取乱发烧灰，为末，水服之。

劳瘵

劳瘵，多属阴虚。阴虚则阳无所附，致火炽血涸而为此症。总之气体虚弱，劳伤心肾而得之。然有夹痰与虫前后相传，循至灭门者，则世所谓传尸劳症，须先去其虫，再调养五脏。

治虚劳。取小黄牛乳一升，水四升，煎一升，如饥稍稍饮之，不得多。

治虚劳热，骨节烦疼，口燥少气。用麻仁五合研，水二升，煮升半，分四五服。

治虚劳，尿精。采新韭子二升，好酒八合，浸一宿，明旦，令童子向南杵二万杵，酒服方寸匕，日再服。

治虚劳眼暗。三月采蔓荆花，阴干，为末，井花水空心调下二钱匕，妙。

治寒劳不足。用当归四两，生姜五两，羊肉一斤，三味以水一斗二升煮肉，取七升，去肉，纳药煮三升，一服七合，日三服，夜一服。

治劳虫。用川椒二斤，拣去子并合口者，炒出汗，为末，以酒糊丸如梧子大，空心下五十丸，立效。

又方，有劳虫者，常食鳗鲡[1]，并嚼其骨。盖此鱼之肉最补阴补神，其骨髓最能杀虫，且其骨髓流入牙齿间，兼杀牙虫，能止牙疼，故此鱼最可用。如无鲜者，即食腌者，连骨嚼之。并治骨蒸、五痔、肠风等症。酒、醋、五味煮服，亦治心痛。

治劳瘵。三四月取香草叶二三斤捣，熟，解衣坐之，令气入下部，透腹中则尸虫尽去。仍以香草煎汤频浴，其虫必死。

一方每庚申日去手甲，丑日去足甲，每年七月十六日，将所去手足甲烧灰，和水服，则三尸九虫皆灭。名曰斩三尸。

一方每年六月八日，及庚申日，其夜莫睡，振伏三尸，及常日每夜叩齿三十六遍，以左手捧心，呼三尸名，曰上尸，彭琚出；中尸，彭琼出；下尸，彭矫出。辄不得为害。无病之人常能行之，则精神倍爽，五神恬静，疾无由生矣。

一方用雄黄一两，为末，松脂一两，熔和为丸，如莲子大，平旦吞一丸，七日后三尸尽去。

一方用玄参二斤，甘松六两，为末，炼蜜一斤，和匀，入瓷瓶内封固地中，埋窨十日取出，更用灰末六两，炼蜜六两，和匀瓶内，更窨五日取出，烧烟，令鼻中常闻香气，疾自愈。

治传尸、劳瘵。用童便二盏，无灰酒一盏，贮新瓷瓶内，取全猪腰子一对，置其中，以泥封固，日晚时慢火养熟，至中夜止，五更初以火温之，发[2]瓶饮酒食腰子。病笃者，一月见效。平日瘦怯者，亦可服之。

一方取猪胰一具，细切，与青蒿叶相和，以无灰酒一升，

---

① 鳗鲡（mán lí 蛮离）：鳗鱼。

② 发：开启。

微火温之，乘热纳猪胰中，和蒿叶相共暖，使消尽。又取桂心一小两，别捣为末，纳酒中，每日平旦，空心取一盏服之，午时夜间，各再一服，甚验。

一方用桃仁五十粒，研碎，水煮四升，一服尽当吐，吐而不愈者，二三日再服。

治骨热黄瘦。用黄连四分，碎切，童便五合浸经宿，微煎三四沸，去渣，分两服差。

一方用大黄四分，童便五六合，煎四合，去滓，空心，分两服差。

一方捣生地黄一斤，绞三度取汁，分再服，若利减。一方用石膏十两，研粉，水和，服方寸匕，日三服。二方俱以身凉为度。

一方用桃仁一百二十粒，去皮，双仁留尖，杵和为丸。平旦，井花水顿服尽。服讫，量性饮酒令醉，仍须多吃水最妙。隔日又服一剂，百日内不可食肉。

治补虚劳，益髓长肌，悦颜色，令人肥健。用鹿角胶炙，捣为末，酒调方寸匕，日三服。

治伤力。用杏仁去皮、尖，麸炒黄，大力子炒，等分，研细，蜜丸如弹子大，每服一丸，临卧噙化十丸，见效。

治劳，五内崩损，喷涌血出成斗升者。用花蕊石煅过，存性，研如粉，每服三钱，甚者五钱，以童便一盏，酒半盏，若女人醋半盏，食后调服立止。其瘀血化为黄水。服此药后，必疏解其体，却服补药补之。

治劳伤，下元虚冷。用补骨脂一斤，酒浸一宿，候干，却用乌油麻子一升，和炒，令子声绝，簸去皮尘，只取补骨脂为末，酒浸，醋煮，面糊为丸如梧子大，每旦温酒、盐汤下二十丸。

治劳伤衰弱。取枸杞子叶半斤切，粳米二合，豉汁相和，煮作粥，以五味为末，葱白等调和食之。

一方取羊肾一对，去脂膜，肉苁蓉一两，酒浸，刮去皱皮切，和作羹，葱白等盐、五味如食法，空心服。

治五劳七伤，明目补虚，益筋力，长精神，理一切风气。八九月采仙茅根，竹刀刮去黑皮，切如豆粒大，米泔浸两宿，阴干，为末，炼蜜丸如桐子大，每服二十丸，空心，酒饮任下。忌食牛乳及黑牛肉，大减药力。昔此婆罗门僧进明皇，服之有效。

治五劳七伤，阳气衰弱。菟丝子二两，酒浸十日，水淘净，焙干，为末，入蜜炙，杜仲末一两，薯蓣末一两，酒糊丸如桐子大，每服五十丸，空心，酒调下。

一方菟丝子、熟地黄等分，为末，以酒糊丸桐子大，每服五十丸，多服甚效。气虚，人参汤；气逆，沉香汤下。

嗜卧

夫昼寤夜寐，人之常也。而有嗜卧者，或因病后神将复而好睡，或因血少胆实而多睡。又有神志昏惰而多睡者，所因不同，治亦自异。

治胆气虚实不调，沉重好睡。用酸枣仁一两，生用，今挺腊茶二两，生姜汁涂，炙令微焦，捣罗为散，每服二钱，水七分，煎六分，不时温服。

一方取马头骨，烧灰为末，水服方寸匕，日三夜一服。

治夜不卧。炒酸枣仁半两，研末，酒三合浸，先以糯米三合煮熟，临熟下酸枣仁汁，更煮三五沸，空心食之。

一方以榆白皮，阴干后焙，杵为末，每日早夜用水五合，末二钱，煎如胶服差。

治烦热少睡。用小麦作饭，水调食之。

一方用白术末，水调半钱匕服。

治胆虚，睡卧不安，心多惊悸。用酸枣仁一两，炒香，为末，每服二钱，竹叶汤调下，不拘时。

治大病之后，昼夜虚烦不得睡。用酸枣仁、榆白皮等分，煎汁温服则睡。

治骨蒸劳，不得眠，心烦。用酸枣仁一两，水一盏半研，绞汁，下米二合煮粥，候熟，下地黄汁一合，更煮服之。

补　养附调脾胃养老

经曰：精不足者，补之以味；形不足者，温之以气。故善养生者，谨起居，节饮食，导引关节，吐故纳新，不得已而用药，则择其品之上、性之良、可久服而无害。不然，忽上药而用下药，伐真气而助强阳，根本一危，僵仆无日矣。

金髓煎：逐日旋采红熟枸杞子，去蒂，令洁净，便以净酒瓶盛酒浸之，以两月为度，用蜡封固，勿令透气，候日数足漉出，于新竹器中盛贮，旋于砂盆内研烂，然后以细布滤过，去渣不用，即以前药酒汁搅匀，纳银锅内，慢火熬成膏。如锅小，不妨三两番熬，须不住手用物搅匀，恐粘底，候稀稠得均，候冷，用净瓷器盛之，勿令泄气，晨夜各以温酒下二匙，服百日大效。

一方用破故纸十两，净拣去皮，洗过，捣筛令细，用胡桃瓤十二两，汤浸去皮，研如泥，即入前末，更以好蜜和，搅匀如饴糖，盛于瓷器中，旦日以暖酒二合，调药一匙服之，便以饭压，不饮酒，温水调亦可止。忌芸台、羊血。此方延年益气，壮元阳甚妙。

一方净淘胡麻三斗，入甑蒸，令气遍[1]取出，日干，水淘去沫，却蒸如此九度，以汤脱去皮，令净，炒香，杵为末，蜜丸如弹子大，每服十丸，好酒化下。切忌毒鱼、生菜等物。

一方于三四月内采嫩松叶，花蕊可，长三四寸许，阴干，为末，采深山岩谷嫩柏叶，长二三寸许，阴干，捣末，蜜丸如小豆大，每月十五日，日未出时烧香，东向手持药八十一丸，酒送下，长肌肉。加大麻巨胜壮心力。加人参、茯苓，此药除百病，益元气，清耳明目，延年益寿。用七月七日露水丸之更佳。服时念咒，曰：神仙真药，体合自然，服药入腹，天地同年。咒讫服药。忌诸杂肉五辛，最切。

一方七月采松实，去木皮，捣如膏，每服鸡子大，日三服，百日见效。

一方八月间取赤何首乌、白何首乌，各一斤，将竹刀削去皮，切碎，搅匀，用米泔水浸一夜，滤出晒干，以人乳拌匀，其乳只用养男儿者，不用养女儿者。将黑豆铺在甑内，加何首乌在上，蒸熟后再晒干，分作二次，用去皮红枣煮熟去核，同何首乌捣烂，为丸如梧桐子大，每服一百丸，空心，淡盐汤下。切忌铁器、萝卜，并诸物之血。

秋石还元丹：强骨髓，补精血，益下元。童便十石，多更好。先于空屋内泥大锅，锅上用新瓦甑接锅口，令隔，用纸筋杵石灰泥，涂甑缝并锅口，勿令泄气，候干细研入盒子内好者，如法固济，入炭炉中煅之，旋取三四两再研如粉，煮枣瓤为丸

① 遍：全部。

如绿豆大，每服五七丸至十五丸，空心，温酒、盐汤下，久服脐下常如火，诸般冷疾悉去。

一方取华山挺子茯苓，研削如枣许大，四方有角，安于新瓷瓶内，以好酒浸，重纸封其头，候百日开，其色当如饧糖可食，日服一块，百日以后见效。

一方用黄精根茎细剉，阴干，捣末，每日净水任调服，周年变老为少。

一方明目轻身益气，芜菁子三升，苦酒三升，煮熟，晒干，为末，井花水调服方寸匕，加至二匕，一日三服。明目轻身，益气甚妙。

一方三月采菊，名“玉英”，六月采名“容成”，九月采名“金精”，十二月采其根茎，名“长生”，俱用上寅日采四味，阴干百日，等分，取成日合捣千杵，为末，酒调下一钱匕，或蜜丸如梧子大，酒服七丸，日三服，服下百日大效。

一方七月七日采莲花九分，八月八日采根八分，九月九日采实九分，阴干，捣筛，服之方寸匕，令人不老。

一方用天门冬泡去皮心，净十斤，捣烂，用水三十碗入大砂锅内，桑柴火慢熬至十五碗，滤起，另放别锅，将渣再入水十二碗，慢煮至五碗，去渣不用，将前后汁共二十碗，又入砂锅熬至六碗，入蜜三碗，又熬至四碗，用瓷罐盛贮，每空心一酒盏，白滚汤化下。或为末，加松脂和蜜为丸服，润肺补下，乌须发，令人多子，甚妙。

一方用羊角末一斤，破故纸四两，核桃肉八两，共为细末，水跌成丸梧桐子大。每服八十丸，白滚汤下，早晚各一服，蜜丸亦可。

一方用棉花子三斗多，炒黄色，捣碎，筛去壳。破故纸四两，炒，白茯苓二两，没药，去油，二两，共为细末，醋糊为丸如梧桐子大。每服三钱，白滚汤下，一日二服。

一方用鹿角霜、龟板各三两六钱，鹿茸[1]、虎胫骨各二两四钱，为末，雄猪脊髓九条，同炼蜜捣丸梧桐子大，每五七八十丸，空心，盐汤下。盖鹿阳也，龟、虎阴也。血气有情，各从其类，非金石草木类也。如厚味善饮之人，可加猪胆汁一二合，以寓降火之义。

一方用松脂一斤，地黄十两，乌梅六两，俱酒蒸烂，捣膏为丸梧桐子大。每服五十丸，空心，米饮、盐汤任下。此药补元气，生津液，加饮食，肥身体。如小便不清，大肠干燥，俱有神效。

脾胃

脾胃者，仓廪之官也。主藏水谷，盛则传化而生血气，虚则停积而成痰饮。经：饮食自倍，肠胃乃伤。善调摄者，当怒不得强食，饥甚不敢多餐；晨不宜醉，昏不宜饱。如此则阴阳和，而噎膈痞胀之疾不生矣。

治脾胃不和，饮食少进，上燥下寒，服热药不得者。

治老年人胃气虚弱，不能上升，心火炽盛，不能下降。

延年益寿，妙不可述。用白茯苓、甘菊花、柏子仁各五两，俱净，松脂明净者乙斤，砂锅纳酒一碗，水二碗，文武火煮三寸香，倾冷水内，待凝，再煮二十七次，冷定，四味共为细末，炼蜜丸如桐子大。每服五七十丸，空心，临睡各一服，盐汤或酒送下。

---

① 茸：底本、清顺治序本、日本抄本均误作“葺”，据医理改。丹波元坚校正日本抄本亦为“葺”。

山楂丸：消食健脾胃，小儿尤益。山楂蒸熟，去核，捣烂，蜜糖和丸，不拘时白汤服。

治老人脾胃虚弱，饥饱不时。用陈皮二两，陈仓米半升，用黄土拌炒熟，去土，共为细末，姜汁和丸梧子大，每服五十丸，食远，米汤送下。

治脾胃气，食不能下，虚弱无力。细切鲫鱼作鲙，沸豉汁热投之，入胡椒、干姜、莳萝、橘皮等分，为末，空心食之，大妙。

一方以白豆蔻仁三枚，捣筛细末，好酒一盏温下，并饮二三盏佳。

治胃寒，呕吐不止。用橘皮三钱，生姜六钱，㕮咀，水一钟半，煎八分，不拘时徐徐热服。

一方用白豆蔻五七枚，为末，温酒调下，日三服。

治胃中素热，恶心呕哕。炒山栀仁三钱，陈皮二钱，青竹茹钱半，水二钟，煎一钟，入姜汁一匙温服。

治脾胃虚弱，不思饮食，食下亦不消化，病与翻胃噎塞相似。清明日，取柳枝一大把，熬成绿汤，用北方小米煮干饭，捞起，置筐中，以白面渐洒渐和，使米皆面珠，方晒干听用。煮络索米法：先烧滚水，随意多少，候汤滚时以米投下，米沉住火，少时米浮，取看无硬心则熟可食。久煮则面散不粘米矣。病日频食尤妙。

脱　肛

此症皆因气血虚热。虚则下脱，热则缓纵，治之者宜补，以升举之，凉以收敛之。

治暴痢脱肛。春间取紫荆花二斤，焙干，研末，加鸬鹚毛末七两和研，令细，涂肛上，即使人噀[1]水于面，即吸入肠中。每日一涂药，噀面不过六七度，便差。

一方以生铁二斤，水一斗，煮五升，出铁，将汁洗之。

治大肠虚冷，脱肛不收。用蜗牛一两，烧灰，猪脂调和，敷之立缩，大效。（桑树上螺更好）

一方取东壁上陈土，细研为末，用大皂荚二三挺炙热，以土末掺肛门头出处，用热皂荚更递[2]熨之。

一方将槿树叶煎汤洗后，以生矾末略敷之亦可。

一方用鳖头烧灰为末，掺肛门上，将草纸隔肛门，再用烘热鞋底，慢慢托之即上。（鳖血涂之亦效。先须以煎苏汤洗之再涂）

一方用梁上倒吊尘灰并鼠屎二味，各等分，烧烟于桶内，令病人坐其上，熏数遍即上。

一方用五倍子半斤，水煮极烂，白矾一两，盛桶内熏之，待温以手托之必收。或研为末，置热鞋底上托之亦收。再服参、芪、升麻之剂，则全愈矣。

一方用磁石研为末，面糊敷囟门上，其肛自然入平，后洗去之。

一方以胡荽切，一升，烧烟熏肛门遂入，效。

一方用石灰炒热，以故帛包坐其上，冷即易。

一方用枳实，石上磨光，着柄蜜涂炙，暖更易熨，肛门缩即止，大妙。

一方烧虎骨末，水调方寸匕，日三服。

---

① 噀（xùn 训）：含在口中而喷出。

② 递：交替；轮流。

一方炒杏仁，捣作膏，敷之亦妙。

一方栝楼根捣汁，温服之。

一方以猪肉汁洗手，随托之，令暖自收入。

一方用蜘蛛烧为末，以生桑叶盛托敷上。

一方用防风、枳实，焙干为末，如煎茶法服。

一方以蒲黄、猪脂和匀敷之，日三五度，差。

一方用木贼烧灰存性，为末，掺肛门上，按之即入，妙。

一方取经霜浮萍，净瓦摊开，一日一易，瓦不可见日，务要阴干，用纸包藏，遇男妇小儿脱肛者，先以新井水洗肛头，再研前药掺上，肛自徐徐进矣。

治小儿脱肛。用螺蛳二三升，铺在桶内，令儿坐上，少顷即愈。

蓖麻子，去壳，捣烂成膏，每用二钱，贴囟门上，剪乌金纸掩之，首疱起即去，不可过久。

一方用巴豆三粒，如前法制，治口疳尤效。

肠风下血

治肠风。取槐树木耳为末，米饮服方寸匕，一日三服。

一方用血师（即代赭石）一两，米醋一升，以火烧血师通赤，淬于醋中，再烧再淬，醋尽为度，捣罗如面汤调下一钱，甚验。

治肠风。若泻血，用黄连、黄芪等分，为末，面糊丸如绿豆大，每米饮下三十丸。

一方用枳实半斤，麸炒，去瓤，绵黄芪半斤，剉为末，不时米饮汤下二钱匕，或糊丸，汤下五十丸。

一方用枳壳烧黑灰存性，羊胫骨灰末三钱，枳壳末五钱，和匀，浓米饮汤一中盏，空心服。

一方用枳壳烧灰存性，羊胫炭为末，每服枳壳末五钱，炭末三钱，空心，米饮一盏调下，如人行五里再服，当日见效。

一方用椿根白皮、人参各等分，为末，每二钱，贫者止用椿根白皮末，酒调或茶服亦可。

一方用茄蒂烧灰存性，米饮调下二钱，加栀子炒，为末丸，米汤下，尤妙。

一方用坏瓢烧灰存性，黄连各等分，为末，每服二钱，空心，好酒调下。

治肠风脏毒，痛痒如虫咬者。掘地作坑，烧令赤，沃酒中，捣茱萸二升纳中，乘热板开一窍，以下部坐上，冷乃下，不过三四度。

一方用菟丝子炒黄黑，为末，鸡子黄涂之。

一方取萆薢，细剉，贯众逐叶擘下，去土，等分，捣罗为末，每服二钱，空心，米饮调下。

治肠风脏毒，发歇不定。以白僵蚕二两，洗剉，炙令微黄，为末，乌梅肉为丸如桐子大，每服姜、蜜汤下五丸。

一方以腊月牛脾一具熟食，勿与盐酱，食尽不差，再食之。

一方以木鳖子三枚，去皮，杵碎，沙盆中研如泥，以百沸汤一大碗，以上纳器中，坐熏之至通，手遂洗，一日不二三次差。

痔漏[1]

治五痔。以桑耳作羹，空心、饭饱食之，日三食之。

一方用穿山甲一两，烧存性，肉豆蔻仁三个，为末，米饮调二钱服，脓血甚者，加猬皮一两，烧入服。

一方五月五日，取苍耳茎叶阴干，为末，水服方寸匕。

一方七月七日，取槐子捣汁，纳铜器中，盛宅中门上晒二十日，煎成膏，取如鼠屎大，纳谷道中，日三易。

一方以槐枝浓煎汤，先洗痔，便以艾灸其上七壮，以知为度。

治痔疮，不拘内外。用好片脑一二分，葱汁调化搽之。

一方真熊胆，水磨，点疮上，痛随止。

一方用蕲艾一把，手搓[2]熟，又用乌梅三枚，去核，五更时取井花水二钟，煎七分，服之即止。

一方以五倍子一个，纳入真轻粉三分，将黄泥封固，令干，用炭火烧红取出，入土内埋一昼夜取起，为末，加冰片一分，研极细，搽上全愈。

一方用五倍子四两，皂矾二钱，煎汤，日三四次洗，妙。

一方用马齿苋，加皮硝，肿甚者，煎汤熏洗。

一方韭菜煎汤，器内留一窍，坐之熏良久，候温用韭汤洗疮数次，肿消血止。盖韭能散血也。

一方用苍术、地榆各二两，皂角一两，末，水糊丸，空心，嚼糟姜，温酒送下。术行湿，榆凉血，皂去风，酒行之最妙。

---

① 漏：底本、清顺治序本、日本抄本原文均为“瘘”，目录为“漏”，今从目录。

② 搓：底本为“磋”，后作“搓”字，据改。

一方以苦遮菜煎水入盆，坐上熏之，俟水温，取菜搅洗。如无鲜者，干菜亦可。

一方以枸杞根，烂煮熏洗，立时止痛，最妙。

治痔坐卧不得，诸药不效，发时一点即好。用大田螺八九个，针破顶盖，入白矾末少许，置地上，其螺尖埋土中，其顶盖仰天，经一宿，次日取盖上水汁，以鸡翎搽疮上五七次止，痛即消。

一方捣萹竹汁，服一升，二三服差。

一方用白萝卜茎，煎汤熏洗，不一月自差。

一方用石燕，洗刷泥土收之，每日空心取一枚，于坚硬瓷器中，温水磨服如弹大者，分三服。

治痔发疼痛或痒。用大枣一枚，去皮，水银少许，掌中以唾研极热，傅枣上，纳下即差。

治痔痛下血。用兔屎不限多少，慢火炒黄色，研末，每服二钱，麝香五分，空心，温酒调下，日三四服。

一方常食榧子可治。

治肠痔大便下血。用羊蹄根叶，烂蒸一碗食之，立差。

一方用木贼、枳壳各二两，干姜一两，大黄一分，四味并剉一处，炒黑，为末，温粟米饮调二钱匕，食前服，甚效。

一方用葱白三五斤煮汤，盆中坐，立差。

一方取鲤鱼鲙，姜齑任性多少，食之差。

一方取骆驼领上毛，烧作灰，如半鸡子大，酒和服之。

一方烧獭肝服一钱匕。

一方水服蒲黄末方寸匕，日二服。

一方烧猬皮末，傅之。

一方以小豆一升，苦酒五升，煮豆熟出干，复纳苦酒中，候酒尽止，为末，服方寸匕，日三度。

治痔有头如鸡冠者。用黄连末傅之，或加赤小豆末尤良。

一方用河边水漂出柳树赤须，煎汤洗极妙。

一方用油麻花入在猪白肠内，缚定两头，锅内炙熟，放冷切片，蘸平胃散服效。

治痔疮作疼。用漆草三两，叶揉软，擦在痔疼处，少坐片时即愈。

一方用蛇床子煎汤洗之。

一方用白牵牛头末四两，没药一钱，为末，如欲服药，先一日休吃晚饭，明日空心，将豮猪精肉四两，烧令香熟，薄批掺药在内，裹之细嚼吃尽，以面饼压之，取下浓血为效。量病大小虚实，加减服之，忌油腻、湿面、酒、色，三日一服，必效。

一方用无名异，不拘多少，煅红，渍米醋内七次，为极细末，以绵缚箸头，温茶搅洗疮净，将药填入疮口，如此数次愈。

一方蜂房一个，烧灰存性，入蜜、葱白自然汁各一匙，调匀搽二三次，止痛。

一方大五倍子一个，内放硫黄一二钱，封固，火内存性，取出为末。每服一钱或五分，空心，酒下，水止疼止。

一方取牛角腮烧灰，研末，空心服方寸匕。

治肠风痔漏脏毒。用黄柏（一斤，分作四分，一分酥炙，一分酒浸，一分盐水浸，一分童便浸），为细末，用猪脏一条，去筋膜，装药煮烂，同捣匀，丸如桐子大。每服五六十丸，空心，好酒下，亦能滋阴补弱。

治痔及瘘疮。用狸骨炙黄，为末，和麝香、雄黄为丸，服之甚效。亦可以肉作羹脯食之。

治痔漏并脱肛。用虎胫骨两节，蜜二两，炙赤，捣末，蒸饼，丸如桐子大。每服侵晨，温酒下二十丸。

治痔瘘有头角。芫花入土根，洗净，木臼捣，以少水绞汁，于银铜器内慢火煎成膏，将丝线于膏内渡过，系痔，系时微痛，候心燥痔落时，以纸捻入膏药于窍内，永除根。

治痔漏下血痒痛。用槐花炒枳壳，去瓤，各一两，为末，醋糊丸如桐子大。每服二十丸，空心，食前米饮汤下，十服见效。

治痔漏胀痛。取牛胆、猬胆各一枚，腻粉五十文，麝香二十文，将猬汁、腻粉、麝香和匀，入牛胆中，悬于檐前四十九日，熟旋取为丸，如大麦大，用纸捻送入疮内，追出恶物，其口渐合。

一方以连翘汤洗痔讫，刀上飞绿矾，入麝香贴之。

大小便症

治大便秘结。蜜导法：用蜜三合，铜器熬炼，滴水成珠，倾水中，急捏如指大，随用皂角、麝香末为衣，再以麻油涂抹，纳谷道中即通。入薄荷末尤好。如或遇无蜜，只嚼薄荷以津液调作挺[①]用，亦妙。

治大便不通，一时无药用。乌桕树根上皮方一寸，劈破，水煎半盏，服之立通如神。兼能取水，甚则用三寸全愈。

一方用猪苓一两，用水少许，煮鸡屎白一钱，调服立差。

一方用田螺捣烂，填脐，加麝香少许，立通。

一方用明矾末一匙，安脐中，冷水滴之，令透腹自通。

---

① 挺（tǐng 艇）：指条状物或长形物。

一方用皮硝一撮（水化），香油一盏，皂角末少许，用竹管插入谷道，一头以猪尿胞，三味入内，线缚定，手着力挤入即通。皮硝软坚，油润燥，皂角通滞。

一方用雄猪胆大者一枚，略去汁，入醋少许，以小竹筒磨光，插入胆内，以线缚之，将筒插谷道，手捏胆入即通。无胆用萝卜子一勺，研烂取汁，入蜜调服。小芦管亦可。

一方用不蛀皂角，放净桶内，烧烟熏下部即通。

治大便不通，气奔欲绝。用乌梅十个，置汤中，须臾挼出核，杵为丸，如枣大，纳下部，少时即通。

一方研麻子，相和为粥食之。

一方剉羊蹄根一两，水一盏，煎六分，去滓，温服。

一方用土瓜根、大猪胆，皆可为导。

治大肠风气，壅热结涩。用黑牵牛微炒，捣末，乙两，桃仁，麸炒，去皮、尖，半两，为末，炼蜜丸如梧子大，温水服下二三十丸。

治老人大肠秘涩，消风顺气。用枳壳（麸炒）、防风各乙两，甘草五钱，为细末，每服二钱，食前，沸汤点服。

一方用独蒜煨熟，去皮，以绵裹纳谷道中，立通。

一方用绵黄芪、陈皮等分，为末，每服三钱，用火麻仁一合，烂研，投水取一盏，去渣，于银器内煎，候有乳起，即入蜜一二匙，再煎沸调药末，食前服，甚者不过两服，不寒不燥，其效如神。

一方用槟榔一味，为末，每二钱蜜汤点服。

治老人虚秘。用松子仁、柏子仁、麻子仁各等分，同研，蜜丸如桐子大，以少黄丹汤服二三十丸，食前下，极效验。

治小便不通。用地肤子，俗名落地扫帚子，取一合，研细，热水合饮即通。其叶绞汁，治赤白痢。

一方车前草一斤，连根叶，水三升，煎取升半，分三服效。一本加灯心亦妙，又取车前草与子捣汁五合，空心，服之尤效。

一方以羊肚盛水令满，系两头，煮熟，开取水，顿服之。

治小便不通。朴硝末，每服二钱，茴香酒下，汤亦可。

一方用蚯蚓杵烂，以冷水滤过，浓服半碗立通。大解热疾，不知人事欲死者，服之亦效。

一方安盐于脐中，灸之。

治女人卒不得小便，以紫菀为末，井花水调服三撮，便通小便。下血服五撮止。

治小便不通，闷甚急者。用大麦浓煎汁，不拘时温服。

治老人气虚，小便闭塞不通者。用黄芪、陈皮、甘草各等分，上㕮咀，每服三钱，水一钟，煎六分，食前温服立通。

治小便不通，诸药无效，或转胞至死，用之小便自出。猪尿胞一个，倒出尿，用鹅翎管口放在小便头上，向孔窍，解后缚线手搓，其气透里，小便自出，神效。盖膀胱从气而化也。

一方秦艽一两，去苗，水一钟，煎七分，去渣，食前分二服。

一方用海金沙一两，蜡面茶半两，研末，每服三钱，用生姜甘草汤下。

治小便不利。取栝楼根一两，大附子一个，茯苓、山芋各三两，瞿麦乙两，五味捣末，蜜丸如梧桐子大，每服三丸，日三服，未效加至七八丸。

一方用鸡蛋黄，吞之数枚差。

治小便不利，茎中痛及出血。用牛膝一大握，酒煮饮之立效。加麝香少许尤妙，及治卒暴癥，腹中石刺，并妇人血结坚痛，俱妙。

治小便不利，小肠胀满欲死者。急以带根葱白一升，捣烂，炒热，加些麝香在内，分作两处，各以布裹之，轮流熨肚脐下即通。一本加花椒十余粒，蚯蚓一条，同捣尤妙。

治小便不出，胞转膨满欲死者。用乱发烧灰，冷水调下方寸匕。

一方用发灰二钱，滑石末一钱，桃白皮煎汤调下，日进二服，甚妙。

治妇人过忍小便，致胞转。用滑石末，葱汤调二钱下。

治小便缩。以雄黄一两半，细研，干姜半两，切碎，入盐四大钱，同炒令姜黄色，共为末，蒸饼为丸如绿豆大，每服二十丸，空心，盐汤下。

治小便频数，日夜无度。用川萆薢，不拘多少，洗净，为末，酒糊为丸如梧桐子大，每服五七十丸，空心，盐汤或酒下，七服之后愈。

治夜多小便。多食纯糯米糕，或为饼为圆子煮，连汤食之妙。

一方用淮山药为末，每服三五钱，空心，白汤调下。

治小便涩，或有血。以赤根葱近根截一尺许，安脐上，以艾灸七壮。

治小便秘涩，脐下疼痛。以生豉[1]一合，投新汲水半碗浸，

① 豉：底本、清顺治序本、日本抄本均误作“鼓”，据医理改。丹波元坚校正日本抄本亦为“豉”。

令水浓，顿服之效。

一方用麝香一钱，置脐内，外用膏药贴掩，再浓煎紫苏叶汤，热洗小腹，汤冷再添，直待欲溺急甚方起，溺爽快乃去麝膏。

治心肾俱虚，神魂不守，小便淋沥不禁。用赤茯苓、白茯苓等分，为末，以新汲水挼洗，澄去，抹控干，取地黄汁与好酒，同于银石器内熬成膏，和丸如弹子大，空心，盐汤嚼下一丸。

一方捣小豆药汁，空心，酒服。

治妇人因气腹胀，小水不通。用陈小麦梗煅过，为末，每用三四茶匙，温酒调下即通。

一方捣郁金末一两，葱白一握，和匀，水一盏，煎三合，去渣，温服。

一方用棘刺三升，水五升，煮二升，分三服。

一方用顷麻烧灰存性，为末，登时[①]通。（男子亦可用）

一方用当归、红花各半两，为末，酒半升煎，候冷灌之效。

一方用缸底故茹干末，酒下三钱效。

治大小便不通。六七月寻牛粪中大蜣螂，用线穿起，阴干，取余者放砖上，四面灰火烘之，以刀从腰切断，如大便闭，用上半截，小便闭，用下半截，各为末，新汲水调服。俱闭者全用，神效。

一方用皂角烧灰存性，为末，空心，米饮或酒调下三钱，立通。

治大小便久不通，胀满欲死。用葵子二升，水四升，煮一

---

① 登时：立刻。

升，顿服。入猪脂，鸡子大一块佳。

一方用萝卜子一合擂，冷水调皂角灰末二三钱服，立通，甚效。

治大便下血。用荆芥二两，槐花一两，同炒紫色，为细末，每服三钱，食前清茶调下。（一方有茄蒂灰）

一方用雄猪脏入槐花煮烂，渐渐食之妙。

一方用茶篓内箬叶，烧灰存性，为末，每服三匙，空心，白汤送下。

一方用五叶藤为末，每服二钱，空心，食前酒调服。

一方用枳壳一两，黄连五钱，水一钟，饭锅内顿至半钟，空心，温服。

一方用干柿饼烧灰，二钱，米饮下，累效。

一方百草霜，酒调三钱服。

一方侧柏叶烧灰，二钱服。（常服更妙）

治久而血青者。浓煎艾叶，生姜汁三合服。

治血症丸药方：白芷、五倍子等分，为末，粥丸如豆大，每服四五十丸，米饮下效。

治暴下血，用蒜五七枚，去皮，入豆豉研为膏，如桐子大，米饮下五六十丸，无不愈者。

治大便下血不止。用乌梅肉三两，烧灰存性，为末，将好米醋并陈米粉打糊，为丸如桐子大，每服七十丸，空心，粥汤送下。（酸以收之意也）

一方用经霜小丝瓜三四根，焙，为末，每服二钱，空心，温酒送下。

一方用石菖蒲三两，酒五升，煮二升，分二服。

一方乱发烧灰，米饮下方寸匕。

一方烧百药煎，蜜丸如梧子大，每三四十丸米饮下。

一方取紫苏，不拘多少，于大锅内水煎，令干，去滓熬膏，炒赤豆，杵为末，调煎汁，丸如梧桐子大，酒下三十丸至五十丸，可久服。

一方用木贼十二分切，水一升八合，煎八合，去滓，空心，温服。

一方取桑耳一两，熬黑水一升二合，煎六合，去滓，空心，分温三服效。

一方用苦楝子炒黄，为末，蜜丸如梧子大，米饮下十丸至二十丸，甚妙。

一方捣蓝汁，顿服之亦可，解中蛊毒。

一方灸脊中对脐五七壮，永不再发。

治肠毒下血，频频疼痛。用郁金五枚，大者，牛黄，如皂荚子大，别研细，同为末，每服用酸浆水一盏，同煎三沸，温服。

治热毒下血，因食热发。劈栀子三十枚，水三升，煎一升，去滓服。又杵赤小豆末，水调下方寸匕。

治粪前血，令人面黄。用石榴皮杵末，茄子枝煎汤下。

治粪后血水。煎艾叶、生姜汁三合服。

治小便放血。用车前草三四棵（即野甜菜），金陵草三四棵（即墨斗草），二味共杵汁一盏，空心饮之立止。

一方用当归四两，酒三升，煮一升，顿服。

一方用龙骨末二钱方寸匕，水调温服之，日二服。

一方用新地骨皮，洗净，捣自然汁，无汁以水煎浓汁，每服一盏，加酒少许，食前温服。

一方用炒盐半斤，布包，乘热熨小腹，大妙。

一方刮竹青一团，白水煎服效。

一方用甘草五钱，以水六合，煎取一合，去滓，一岁儿一日服尽。（若中蛊毒下血者，亦可以此解之）

又方用蜀升麻五钱，以水五合，一岁儿一日服尽。

一方用刺蓟叶（即野红花）、车前草等分，水煎服。

许令公方：生地黄汁一合，生姜汁一合，相合，顿服。

治女人无故尿血。用胡燕窠中草烧末，酒服半钱。

治小儿尿血。鹊窠烧灰，井花水服方寸匕。亦治尿床。

诸　淋

治小便淋痛，细研紫草末一两，为散，食前，井花水调下二钱。

一方用石燕子七个，捣如黍米大，新桑白皮三两，剉，同拌匀，分七贴，水一盏，煎七分，去滓，空心，午前各服一服，大效。

一方用云母粉，温水和服三钱匕。

一方用黄芩四两，以袋盛之，水五升，煮三升，分作三服。

一方捣生续断绞汁，服之效。

一方取牛尾烧灰，水服半钱匕。

一方取鸡肠草两握，水煎服。

一方鲤鱼齿烧灰，酒服方寸匕。

一方捣瞿麦末，酒服方寸匕，日三服。

一方用竹鸡草一两（如竹叶开翠蓝花，随处有），车前草一两（取汁，加蜜少许），服甚效。

一方用山栀子炒黑，为末，每服二钱。（血淋更妙）

治女人淋痛。自取爪甲烧灰，水服。亦治尿血。

治大人小儿冷淋，茎中作痛。用槲槲叶三升，煎汤，服鸡子许。

治淋病热痛，并小便不利。用竹园荽，晒干，为末，每服一二钱，空心，食前蜜水调服，立效。

一方用三叶酸浆草（人家园林亭下着地开黄花，味酸者便是）洗净研，绞自然汁一合，酒一合，搅匀，空心，温服之，立通。

治男女淋病疼痛速效。用砂糖（治心肺大肠热）、葛粉合丸桐子大，井水下二三十丸。

治热淋。取白茅根四斤，剉之，以水一斗五升，煮五升，令冷，仍暖饮之。

一方用螺蛳肉一大枚，捣烂，贴脐上即愈，甚效。

治血淋。用车前子一分，葵花根二分，水煮，多饮甚佳。

一方单用硝石为末，每服一二钱，空心，井水调下效。

一方用牡蛎一钱，黄连二钱，共研极细末，空心，浓茶送下。亦治赤白浊。

一方用车前草，连根捣烂，井花水滤清汁，空心服。

一方用麻根十枚，水五升，煮二升，一服血止，神效。

一方用乱发，不拘多少，烧灰，入麝香少许，米醋泡汤调下。

治石淋道水。用蝼蛄七枚，盐二两，同于新瓦上铺盖，焙干，研末，温酒调下一钱匕。

一方取鳖甲研末，酒服方寸匕，日二三服，下石子差。

一方取鸡屎白晒干，炒香，研末，以浆饭饮服方寸匕。

一方取胡桃肉一斤，细米煮浆粥一升，相和，顿服妙。

一方用琥珀二钱，研为细末，空心，浓煎葱白汤服。无问诸般淋症，一一服之，神效。

一方用车前草捣汁半碗，入蜜一两，悬井中，五更时温服。白淋者，去蜜加砂糖一两，照前服之，有效。

一妇人病沙石淋十三年，每溺器剥剥有声，用杜牛膝切碎，一合，水五盏，煎耗其四，去渣，入乳香末少许，调服之，一夕遂愈。绞汁饮之亦可。（杜牛膝，俗名土牛膝，作菜，在处有，有人血淋变如鼠无足，服此方神异效验）

治赤白淋。用锦纹大黄，为细末，每服六分，以鸡子一个，破顶入药，以银簪搅匀，蒸熟，空心，细嚼服之。至重者，三四服立效。

治妇人赤白淋带。用荞麦面和鸡子清，丸如绿豆大，每服八九十丸，空心，白汤送下。

治男妇白淋痛甚者。用侧柏叶五钱，柳梢五钱，同捣烂，用水二钟，煎至一钟，露一夜，空心温服。（二三次即愈）

治妇人白淋白带。用石莲子、白茯苓等分，研为细末，空心，酒调服。

治五淋。用苎根两茎，打碎，水一碗半，煎取半碗，顿服即通，大妙。

一方用生地黄、木通、甘草等分，每三钱，水一钟，加竹叶数片，煎服。

一方用牛耳中毛，烧半钱，水调服，大妙。

一方用白薇、芍药等分，为末，每服二钱，空心，温酒调下，或加槟榔、葱汤调下亦妙。

一方用滑石一升，研末，车前草和捣，涂脐四畔，通即易。

一方用赤芍药一两，槟榔一个，面裹煨，共为末，每服一钱，水一钟，煎七分，空心服。

赤白浊

多属湿热。

治赤白浊。用黄柏二两（内一两酒炒黑，一两生用），蛤粉三两，神曲半两，上为末，水丸，空心，白汤下七八十丸。

治赤浊。用益母草子、茎、叶取汁一盏，空心服妙。

一方用石莲子六两（莲心，即莲子沉水者），甘草乙两，上为末，灯心汤下。

治白浊。用枯矾、滑石各二两，为末，早米糊丸，每五十丸空心米饮下。

治白浊及小便不通。野苦荬菜捣烂绞汁，入蜜服，或干者煎汁，入蜜服亦可。

治漏精白浊。用茯苓（白盐煅过）、山药（炒）各一两，以枣肉、蜜和丸如桐子大，每服三十丸，空心，枣汤下。

一方用蛤粉（滋阴）、黄柏（降火）等分，水丸，酒下八九十丸。

一方苎根七茎，井水煎服。

治肾虚白浊淋沥，梦泄盗汗。用茯苓四两，龙骨二两，五倍子十六两，为末，糊丸如桐子大，每服四十丸，空心，盐汤送下。

诸　遗

不约为遗。梦交为梦遗，属热；自遗为精滑，属湿热。肾主闭藏，肝司疏泄，二脏皆有相火，上系于心，心为君火，感物易动，动则相火随动而精走矣。虽不交会，亦暗流而疏泄也。

治梦遗。用石莲肉（清心）、生芡实（固精，即鸡头米）、黄柏（制肾火）。上等分，为末，蜜丸如梧子大，每服百丸，空心，白汤下。

一方霜后摘金樱子，于大木臼中轻杵却刺，勿损之，劈为两片，去子，水洗过，捣烂入锅，以水煎之，休得绝火，约水耗一半取出，滤过重煎，似稀饧，每以暖酒一盏，服一匙，功不可具述。服食家用，和鸡头实作“水陆丹”，益气补精甚佳。

一方以牡蛎（盐泥煅）和杜仲（炒），研末，三钱，蜜丸，空心服之。

一方用五倍子一两，白茯苓二两，为丸服之。精滑者，神效。

一方用霜后韭菜子炒，为末，每服二钱，食前酒下。凡有梦遗者，每睡觉即当小解，不拘多少，以泻其火。

一方用黄柏四两，内一两童便浸炒；一两盐水浸炒；一两人乳浸炒；留一两生用。共研为末，炼蜜为丸如芡实大，空心，将二三十丸分作二三次，用酒送下。自有深效。

一方用硫黄一块，塞鼻孔即止。

一方截鹿角屑三指撮，日二服，酒下。

治肾脏虚惫，梦遗鬼交。取猪猪肾一枚，刀开，去筋膜，入附子末一钱匕，以湿纸裹，煨熟服之，便饮好酒一盏，多愈佳。

猪肚丸：止梦泄遗精，思饮食，健体肢，服之甚效。

白术（去芦，炒）五两，苦参（色白者）二两，牡蛎粉（左顾者，煅用，另研）四两。上三味为末，用雄猪肚子一具，洗净，砂祸内煮极烂，石臼或木臼内捣如泥和药，再加肚汁捣半日，丸如小豆大，每服四十丸，日进三次或四次，米汤送下。久服自觉身肥而梦遗立止。

如圣丹：将嫩白松香，不拘多少，用河水煎拔四五次，研细后，用馒头在滚汤内一泡，和松香末在内成丸，如梧桐子大，每服五十丸，白滚汤送下，不拘遗精白浊，皆可治。

治失精，暂睡即泄。用白龙骨四分，韭子五合，为末，空心，酒调方寸匕服。

一方用牡蛎炙黄，为末，空心，酒调方寸匕，临卧一服。

一方用苏子一升熬，捣为末，酒调方寸匕，日再服。

一方用车前子草捣，绞汁二合服，甚效。

治遗尿。用乌药为末，每服二钱，米汤调下，日二服。

一方用蔷薇根为末，酒下一匕。

一方将鸡肠与肫胵一具，干去秽净，不用水洗，烧为末，每服二钱，男用雌，女用雄，空心，滚白汤调下，二三服即愈。

一方用燕子窝中草烧灰，为末，水调服。

治男子白日遗尿不禁，出而不觉，将灶堂内四围黑灰一些，用新做酱缸内豆汁约做过七八日者，和为极小丸，比芝麻略大，放入尿孔中，即效。

一方将艾灸阴陵泉穴即止。其艾随人年几岁，即灸几炷。其穴在左膝下右边，右膝下左边，辅骨下面低陷之处，对阳陵泉穴高一尺就是。

治小儿睡中遗尿。用桂末、雄鸡肝等分，捣丸如绿豆大，温水下，日三服。

五绝

治自缢、墙压、溺水、魇魅、产中死者，名五绝。皆用半夏一两，汤洗七次，为末，丸如豆大，纳鼻孔中即愈。此扁鹊法也。

治自缢死者，切莫割断绳，急抱起，将绳慢解，两手扶正，候罢侧卧，盖被，用二竹管吹两耳，一人扯发，以双脚踏两肩上，再令人摩胸膛，及屈伸手足，如醒，以温粥饮灌之即活。

一方用梁上尘如豆大，纳筒中，以四人同时极力吹入两耳、鼻中活。

一法刺鸡冠血，滴口中即活。男用雌鸡，女用雄鸡。中恶卒死者，亦可救。

一法以蓝青汁灌之。

一法捣皂角、细辛末，如胡豆大，吹鼻中。

一法斡开其口，以活鹅嘴插入，鹅鸣，应声即活。

治溺水死。以死人衣带灸脐中，凡落水，经一宿犹可活。

一法以其人埋暖灰中，头足俱没，唯露七孔。

一法以菖蒲根生捣绞汁，灌鼻中或口中即活。中恶卒死者，亦可以此治。

治溺水死，心下温者，即放大凳上，侧卧，将凳一头衬高，以盐擦脐待水自出。如口闭紧者，以刀斡开，横放箸一只于牙间，使水可出，切莫倒提。

一捣皂角以绵裹，纳下部，须臾出水即活。又将醋半盏灌鼻中。

治冻死及冬月落水，微有气者。脱去湿衣，随解活人。热衣包暖，用米炒热，囊盛，慰心上，冷即换之。或炒灶灰亦可。候身温暖，目开气回后，以温酒或姜汤粥饮灌之。若先将火灸必死。

一方用雄黄、焰硝各一钱，研细末，点两眼角。

治卒死心头热者。用百草花曝干，水渍，封埋百日，砂锅内连水熬稠，丸如皂角子大，放一丸入患人口内，须臾即活，大妙。

治睡死。以蠡实根，杵一握，绞汁，口噤灌之。

治卒死而壮热者。矾半斤，水一斗，煮消浸足及踝，得苏。

治中恶魇死者，不可近前呼叫，但唾其面，不醒，即咬其脚跟及足大拇指，略移动卧处，徐徐唤之，原无灯者，不可点灯照，待少苏，用皂角末吹鼻取嚏，或用韭菜汁灌鼻内，薤汁亦可。

治鬼魇不醒。取伏龙肝末，吹鼻中，或用雄黄末，吹鼻中亦可。

乌须发方

猪胆汁一酒盏，入汤锅内蒸干，再磨上好墨汁一酒盏，相和，复蒸干，约共一盏，入铅锡末一钱，搅在内再蒸，如膏药为度。以旧笔去尖，蘸水调湿，染白处，一日一度，并不染衣沾手，妙。

一方乌麻，九蒸九晒，研末，枣膏丸服之。

一方纳槐子于牛胆中，阴干，百日食后吞一枚，白者变黑。

一方米泔浸苍术三两日，逐日换水，取出刮去黑皮，切片，火炒黄色，研末，每一斤，用蒸过茯苓半斤，蜜丸如桐子大，空心，临卧时温水下十五丸，忌桃、李、雀、蛤。

一方取自己乱发，洗净干，每一两入椒五十粒，泥固济，入炉大火煅如黑糟，细研，酒服一钱匕。

一方取羊屎纳鲫鱼腹中，瓦缶固济，烧灰，涂髭发，黑而易生。

一方以胡桃和胡粉为泥，拔白须[1]发，以纳孔中，其毛

---

① 白须：底本、清顺治序本、日本抄本均为空格，今据《证类本草·卷二十三·果下品·胡桃》补。

皆黑。

一方真麻油，不拘多少，再用多年陈五倍子，连瓤随数碾为末，入油内浸四十九日，用绵纸装五倍末，或作条，将本罐油燃灯熏烟，收入罐内，后用咸鸭子黄炒成油，方另罐收住，临用时将鸭子油调烟，先将皂角水洗须净，然后以猪脬包指搽之。若有大麻子油，比真麻油更妙。其鸭子臭黑者，皆可炒用。

一方旱莲草、老鹳嘴，二味取自然汁，浸黑豆一夜，蒸一炷香，晒干，次用雄黄浸锅内，共蒸晒九次，再用蜂蜜拌，晒干，时时食之，至一斗即黑。

一方槐角子四两，生用，莲花、地黄花各三两，为细末，用酒一大瓶，入药浸二十日，取出，任意一醉，其须鬓渐渐自黑。试法：以蒸饼放在药内，与白犬食之，其色即变。

一方用红花二两，煎膏半碗，绵五钱，将绵染膏晒干，又染晒至膏尽，捻绵作条，蘸麻油点火，取滴下油，瓷瓶收贮，染须鬓极妙。

点瘢痣

治面上靥痣。以灰藋菜烧灰不见，风石灰和匀，炭炙令热，插糯米于灰上，候米化糊，以簪粘痣上，半日即落。或以菜灰、石灰等和成团，分为两段，再以糯米安其中合上，外用热水浸纸包住，置湿器中，一两日取出，照上用之亦佳。

治身面上赤痣。常以银擦上令热，不久渐渐自消。

治面上黑痣。用密陀僧细研，以人乳调涂之，每夜一度。

一方用寒食前后，取桑条烧灰淋汁，熬成膏，点痣自落。

一方用乌梅为末，唾调涂。

一方用茯苓为末，白蜜调涂。

治面上粉刺。捣菟丝子，绞汁涂之。

治少年面上起细疱。捣浮萍盒之，捣汁饮少许亦可。

治面上瘢靥。用净地上种铁扫帚一株，待叶黄将落时候，连根取来煎汤，澄清，洗面三四次，其瘢自消。

治面及颈生白驳似癣。用帛拭之，刮令燥痛，以鳗鲡鱼脂傅之。

治面上酒痢并酒皻鼻，切忌手搔手挤，只用无灰好盐炒过，如痒即将盐擦之。倘出血出水，按盐在伤处自止，久则除根。

一方苦参、桑白皮等分，细切，为末，粙米糊丸，食后白汤送下八九十丸。再搽药。

搽药：假如水银一钱，用铅八分制定，加蓖麻子仁三十四粒，鲜羊油调搽，过夜次早洗去，以好为度。

一方用土大黄煨猪肺，食远连汤食之。

瘿 瘤

治颈下卒结囊，欲成瘿。用海藻一斤，酒二升，渍数日，稍稍饮之。又治颔下瘰疬。

治瘿气。大蜘蛛擂，酒顿服，或海藻浸酒，久服亦可以治瘰疬。

舐掌散：治男妇项下瘿疾，不问远年近日，皆效。海藻一两（散结），黄柏二两（降火），为末，每用少许，置掌中，时时舐之，津液送下，如消三分之二，即止勿服。

治瘤初起。以米醋煮芫花，将丝线入汁内同煮，取线系瘤根，徐徐以渐而紧缚之则自落。

治瘤。以柳树上花蜘蛛丝，缠瘤根，初觉胀闷，久则自消，血气不通即落。亦可以缠牛奶痔。（房屋中蜘蛛丝亦好，七夕缠之更妙）

治瘊[1]子。取鸡肫黄皮，擦之自落。

一方以狗尾草穿破之，自消。

一方以天南星为末，酽醋调揉。

一方以油核桃，于日落时朝西擦之消。

一方以挦鸡汤洗软，将指甲剜去其硬物，取头上垢实之。

治鸡眼。地骨皮、红花为末，涂敷效。

体　气

治体气方：用凤仙花同矾捣烂，紧夹腋下，次早看有不红处，是气眼，以艾火三壮，每日常食生姜，只待眼结疤后，随服通圣散三贴，永不再发。

一方用生姜一块，捣碎，帛裹，涂腋下绝根。

一方五月五日采露草一百种，阴干，烧灰，以井花水为团，重烧令白，酽醋和为饼，腋下夹之，干即易，当抽一身痛闷臭气，出即止，再以自己小便洗之，两三度差。

一方用青木香作厚片，好醋浸一宿，夹腋下，数次即愈。

一方以清水净洗，讫，微擦使破，取铜屑和醋热揩之。

一方取赤铜屑以醋和，炒熟如面饭，袋盛，先刺腋下脉去血，封之神效。

一方用自己小便洗一次，米泔洗二次，自然姜汁每日擦十次，一月之后可断。

一方用好甘遂四钱，为末，以新宰牙猪精肉一块，掺末在上，热夹腋下，却将甘草二两剉细，浓煮汁热饮，必大泻一二次，气不可近，然后除去腋下药肉即愈。

一方用胡粉三合，牛脂和煎，傅之。

---

① 瘊（hóu 猴）：疣。《集韵·平侯》载：“瘊，疣病。”

治腋气，一名狐臭，又名猪狗臭。用密陀僧为末，以带皮生姜擦湿臭处，频频涂之，其臭自除。如暑天汗出时涂更好。

斑 瘢

治紫汗斑。密陀僧、硫黄等分，为末，姜汁蘸擦愈。

治紫癜风、白癜风。用白附子、雄黄、密陀僧各等分，为细末，生姜自然汁调，先将粗布擦洗患处，令净白者，以白茄蒂蘸擦之，紫者用紫茄蒂。

一方用羊蹄根，去心，和肥皂烂捣，丸如弹子大，一丸布包擦，一丸浴洗，三四次可愈。

一方木贼草，不拘多少，浓煎汤，以绵絮蘸洗患处，不过三次即效。

一方以白蒺藜子生捣，为末，作汤服之。

治白癜风。萝摩草白汁傅上，揩之令破，再傅，三度差。

治紫癜风方：用硫黄一两，醋煮一日，海螵蛸三个，共为末，浴后以生姜蘸药熟擦患处，须避风少时，数度即愈。

治面多䵟点，似雀斑者。用苦酒浸术，常以拭面，渐渐自消。

一方用李核仁，去皮，细研，以鸡子白和，如饧涂上，至晚洗去，夜涂胡粉，不过五六日，黑子尽落，涂药日忌风。

一方用男女精擦之，三日即落。汗斑亦可用，屡验。

方用菟丝子苗，生研汁，或浓煎汁涂，神效。

方用白术研极细，苦酒浸之，用以拭面，神效[1]。

---

① 效：底本、清顺治序本、日本抄本均误作“故”，据医理改。丹波元坚校正日本抄本亦为“效”。

卷之四

呕　吐附哕

有物有声曰呕吐，胃中痰火也。有声无物曰哕，膈上虚寒也。分呕吐、哕为二者，以病原不同，所以明哕之非呕吐，故呕、吐不分也。呕吐多用生姜，生姜诚呕吐家之圣药者也。

治呕吐方：用麻子三两，杵、炒，以米研取汁，着少盐服之效。

一方用白油麻一合，清酒半升，煎三合，去油麻，温服。

一方白槟榔一颗，煨，陈皮一分，炙，为末，水一盏，煎半盏，服效。

治胃中有火作呕吐。用黄连五钱，姜汁炒过，水煎，食后服之。

治呕哕。用面、醋和丸弹子大，二三十丸，沸汤煮，别作浆水二斗，于汤内漉出，弹丸放浆水中，看外热气稍减，乘热吞二三枚，未定，再吞之。

一方用柿蒂，不拘多少，煮服之，立止。

一方以枇杷叶煮汁饮之，立差。

一方取五灵脂，不夹土石者，研末，狗胆汁丸如鸡头大，临服以姜、酒磨细，再热生姜酒吞下。须先做下粥，温热适宜。左手与粥吃，右手即与药，不可令多。

治呕吐不下食，一食遂出。取羊肝如食法作淡食，不过三度，立止。

一方用诃黎勒二两，去核，捣为末，蜜丸如桐子大，空心服三十丸，日三服。

一方研滑石末二钱，温水服，仍急以热面半盏押定。

治卒干呕吐不息。急捣葛根汁，服一升，愈。

治呕逆干哕，心下痞，不下食。细切生姜八两，水三升，煮一升，半夏五合，洗去滑腻，水五升，煮一升，二味合煮，取一升半，稍稍服之。

一方取羊乳一杯，空心饮之。

一方用鸡子去白，吞数枚差。

治吐逆不止。筛北来黄丹四两，米醋半升，同入铫子内煎干，却用炭火就铫内煅透红，冷研细为末，粟饭丸如梧子大，醋汤下七丸，不用嚼，一服立差，神效验。

治吐逆酸水不止。取羊屎十颗，好酒二合，煎一合，顿服。如未定，看大小加减服之。六七岁者，只用五颗。

一方用生白矾一二钱，滚醋汤泡化服之。

治胃冷生痰呕吐奇方：用生附子、半夏各二钱五分，生姜十片，水煎，空心服，或加木香少许，尤妙。

治胃冷有积，吃食欲吐。用白豆蔻五钱，为末，好酒调服。

反胃　噎膈

此症年老及血气枯槁者，多难治。唯痰火久郁中焦，胃脘壅塞者，虽吐食，理脾清痰火行气，犹可治也。然须节饮食，犹可得效。

治反胃。用猬皮煮汁服，或烧灰调服，或以其肉五味煮食，但不得食骨，恐令人瘦缩小。

一方用附子一个，生姜一片，细剉，同煮，研如面糊，米饮下之，极效。

一方用猪肚一枚，连屎煅为末，枣肉捣丸，饮下数十丸，立差。

一方用白莺粟米二合，人参二钱，生山芋五寸长，细切研三物，水一升二合，煮六合，入生姜汁及盐花少许，搅匀，分二服，不计早晚食之亦不妨，别服汤丸。此方最妙。

一方取半夏三升，人参三两，白蜜一升，水一斗二升，和捣之一百一十遍，取三升半，温服一升，日再煮服。

一方用人参四两，劈破，水一大升，煮四合，热顿服。又以人参汁煮粥吃，更妙。

一方真蚌粉，每服二匕，姜、米汤下，日三服效。

一方用木鳖子三十个，去皮油，为末，以牛涎、蜂蜜各半斤，共于银石器内，慢火熬，用槐条七枝，搅干为度，每和白粥服两匙，日三服。

治翻胃方：用枳壳二两，雄黄五钱，用老酒二斤，将药放在酒中煮，每服二三钟，如无，老酒坛酒亦可。

一方取小芥子晒干，为末，酒服方寸匕。

一方用生姜二斤，捣自然汁，如作粥法，服之妙。

一方研粟米粉，水和丸如梧子大，煮干，点少盐，空心，和汁吞下。

治冷涎反胃，欲发时，先流冷涎，次则吐食，此乃劳症，若治不早，死在旦夕。急用大黄一两，生姜自然汁半盏。先炙大黄令燥，又淬入姜汁中，如此淬七次，汁尽，切焙为末，每服二钱，陈米一撮，葱白二茎，水一大钟，煎七分，先食葱白，后服药，不十日除根。冷涎从火化矣。

治噎食。用活蝎虎一个，烧酒浸七日，将酒顿热去蝎，只饮酒即愈。治虫亦同。

一方研羚羊角屑[1]，饮服方寸匕。

一方噎将发时，将鸬鹚嘴用口衔之，即下。

一方用初窑石灰投入锅中，滚水内化开，去渣，止取其清水，熬干刮下，炒黄色者最妙，牙色亦可。用净罐盛贮，黄蜡封口，勿令泄气，过一二年者无用。凡人四十内外壮健者，用四分；老弱者二分，或三分。止以好烧酒一二钟，善饮者三四钟，调服此方。专治回食哽咽年深，或吐虫，或下虫即愈。不吐不下，遇发再服一次，不发不必服。自然痊好，大妙。（食下即吐，曰回食）

一方煅陈蚬壳，存性，每服米饮下二钱匕。（亦治痰火咳嗽）

一方用醋鹅晒干，为末，每空心服下一钱即愈。

治噎膈。用红花（端午日采头次者，无灰酒拌湿，瓦上焙干），血竭（爪子样者佳），各等分。上为细末，用无灰好酒一小钟，入药在内调匀，隔汤顿热，徐徐咽下，初服二分，次日服三分，或四分，三日服五分。

一方用五灵脂，炒令烟尽，研极细，真阿魏，去砂，另研细，等分，用雄黄、狗胆汁和丸，如黍米大，空心，唾津送下，每服三十丸，忌食羊肉、醋、面。兼治痞块、疳积等症。

治膈食、膈气及梅核气。用甘遂五钱（面裹炒），木香一钱。上为细末，壮者一钱，弱者五分，不拘时温酒调下。

治膈气不下食，属火者。芦根五两，剉碎，水三盏，取二

① 屑（xiè 谢）：底本、清顺治序本、日本抄本均作“硝”，据文理医理改。屑，碎末。

盏，去渣，温服代汤。本草云：芦根，开胃降火热，治噎膈。其根不用浮露者，亦治呕逆干哕。

一方鹳屎，微炒，研极细末，烧酒调服。

治朝食暮吐。以甘蔗汁三升，生姜汁一盏，和温服。兼治干呕，神效。

治膈气噎食，服药无效者。用巧妇窠[1]烧灰，为末，每服三钱，温酒调下。一窠可治一人，甚效验。

神授目露丹：一富人病噎膈，梦僧与之汤，因往寺遇僧，果饮以汤。问之，乃干糖糟头榨者，用六两，生姜四两，调匀，捣作饼，或焙或晒干，每十两入炙甘草二两，研末，每服二钱，沸汤，入盐少许，不拘时代茶服，随愈，时时可服。

饮食积

治吃粽伤者。用白酒药一丸，加些木香，共为细末，或酒或盐汤调服。

一方以醋煮蓬术，研末，入酒药，每服一钱，黑砂糖下。小儿量减。

治吃索粉[2]、凉粉停滞作痛者。用杏仁二十个，去皮、尖，捣碎，滚白汤泡饮即消。

治伤米食。用白面一两，白酒药二丸，炒为末，每服二匙，不拘时，白汤调下。

治食糯米、面食难化者。用陈曲为末，酒调三钱，或米饮亦可。

一方治停食饱胀。用热酒和荠菜汁半碗，立消。

---

① 巧妇窠：巧妇，即“鷦（jiāo 交）鹩（liáo 疗）”，鸟名。窠，巢穴。

② 索粉：以绿豆粉或其他豆粉制成的细条状食物。也称粉丝、线粉。

治牛肉伤成胀满。用干稻草浓煎汤服之，立消。

治食肉太多，被伤。用山楂一两，水二钟，煎一钟，先饮汤，后食山楂。

一方杏仁一升，去皮、尖，水三升，煎沸，去渣取汁，为三服，下肉为度。

治一切肉积胀痛。锦纹大黄末二两，朴硝一两，捣蒜如泥，入前药，擂成膏，敷患处，用绵纸贴掩，候积滞消动去之，极效。（亦治痞癖）

一方神曲炒香，杵末，服方寸匕。以大麦芽者佳。

治食生冷，多伤脾。用砂仁煎汤，常服。

治食菱伤，作胀腹痛。生姜汁饮之立消。

治果伤胀气胀急。取肉桂一两，不见火，研末，麝香另研一钱，共和一处，饭丸如绿豆大，每服十五丸，未差再服。

治停食，或因醉饱即睡，胸膈痰饮积热，气结满闷。用陈皮半两，微炒，为末，以水浓煎，如茶呷服即宽。

治食积痛，食不运化，积在胃口，闻食则恶。用食盐五钱，刀头烧红，淬入水中，乘热饮之，水用一盏，服即吐，愈后用干姜、小茴香末各一钱，无则单味亦可。

治饮酒伤者。用驴蹄硬处削下，以水煎汁饮之。

治酒病。用长寿仙人柳，晒干，为末，每服一钱，酒调下。

治酒毒。用葛根切作片，细嚼，或煎汤服亦可。又止渴解大热。

治酒积，心腹胀，噫酸呕逆，胁痛。用滑石、葛粉、甘草末化服。

治伤酒食过多，腹满。用盐花擦牙，温水漱下，不过三次即快。

一方用菘菜子一合，细研，水一盏调服。

治饮酒过度，积热吐血，并天暑，上焦积热，忽吐衄血，垂死。用葛花二两（如无花，以葛根代之），黄连四两（为末），大黄末一两，水熬成膏，丸服。或捣葛根汁服亦可。

一方用豆豉、葱白各半升，水二升，煮一升，顿服。

一方重阳日采真菊花，为末，饮服方寸匕。

一方取乳柑子二两，焙干，为末，以三钱匕，水一钟，煎三五沸，入盐，如点茶法服，妙。

治酒疾下血，旬日不止。用生萝卜圆大结实者二十枚，留上青叶寸余，及下根，瓷瓶取井水，煮十分烂，入姜末，淡醋，空心，任意食之效。

有人尝病冷，褚澄[①]诊之曰：病非冷非热，必食白瀹[②]鸡子过多所致。令取紫苏一升煮服。仍吐一物如升，涎裹之能动，开看乃鸡雏，能行，羽翅爪距俱全。

一方用蒜亦可吐。

胀 满

治心腹胀。用芜菁子一合，水一升和研，取汁一盏，顿服，少顷，得利或吐，腹中自宽。或得汗愈。

治关膈胀满，两便不通，不能服药。用独蒜煨熟，去皮，绵裹，纳下部，中冷即易。

治鼓胀，身干黑瘦，多渴，烦闷。用马鞭草，细剉，晒干，勿令见火，以酒或水同煮，至味出，去滓，温服无时。以六月

---

① 褚澄：字彦道，南朝宋国阳翟（今禹州）人。善诊病，曾著《杂药方》（已佚）、《褚氏遗书》（据考为后人所托著）。

② 瀹（yuè 月）：煮。

中旬，雷鸣时采有效。

治腹中气胀满，喘息不得。用葶苈子一升，炒紫色，酒浸七日，研烂，每服三匙，温酒调服无时，大效。

治鼓胀气满。用苦丁香，为末，枣肉丸如梧子大，每服三十丸，空心，枣汤下，三服必愈。

治气鼓方：用大虾蟆一个，以砂仁自口推入其肚，以满为度，用泥为罐盛之，封固，炭火中煅通红，烟尽取出，候冷去泥，研末，为一服，或酒、陈皮汤下，候放多屁，乃其效也。

治气血凝滞，胸中胀满。用枳壳四两，去瓤，切作指头大块，分作四分，一分用苍术一两同炒，一分用萝卜子一两同炒黄，一分用干漆一两炒黄，一分用茴香一两同炒黄。拣出枳壳，为细末，其同炒之药另用。水二碗，煎至一碗，去滓，搅面糊为丸梧桐子大，每服五十丸，食后米饮汤下。

治老人中寒下虚，心腹膨胀，不喜饮食，脉来浮迟而弱，此名寒胀。用附子（炮去皮、脐）、厚朴（姜汁炒）各等分。上㕮咀，每服四钱，水二盏，姜七片，枣二枚，煎至八分，温服，不拘时候，加少木香在内更妙。

治一切脾虚作胀，痞气。用雄黄、明矾各二两，上二味同研细，将二两面糊和成膏，摊在厚纸上，贴患处，即见功效。如不见效，再将先二两调贴上，无不好者。但看贴药之后，大便如白脓之状，乃愈。

治虚痞胀满。用人参一二两，煎汤服，当日见效。

治小儿心腹胸胁，烦满欲死。烧鸡子壳，研末，酒服方寸匕。

治小儿腹胀。用半夏少许，洗捣末，酒和丸如粟米大，每服二丸，生姜汤吞下，不差，加之再服。又用韭根捣汁，和猪脂煎一合服。

治因好食茶叶，面黄无力。用好川椒，去核，为末，面糊丸梧子大，每服十丸，茶汤送下。

一方用榧子，每日七枚，空心食之，连服七日全愈。多食更好。

治伤酒、面，面黄者。用完丝瓜烧灰，为末。伤面，面汤下；伤酒，酒下。数服效。

积 聚

治气积聚作痛，移动不定者。用木香、槟榔二味，等分，磨酒饮下即愈。

治瘀血作痛。用桃仁四十个，去尖，炒为末，煎酒服。伏梁[①]亦可治之。

一方用牵牛一斤，生捣末，八两，余淬于新瓦上焙香，放冷，再捣末四两，共十二两，拌匀，炼蜜丸如梧子大。患积气至重者，三五十丸，陈皮、生姜汤下，空心，临卧服。

治积块。用马蹄大黄，不拘多少，为末，用好醋熬膏，丸桐子大，每服研好浓墨，和酒送下百丸，次日下脓血愈。若癥气，加白蜜两匙于醋内，生姜汤下。

治腹有块如石，痛如刀刺者。白商陆根，捣碎，蒸熟，布裹熨痛处，冷即易之，差即止。

治过用凉物成痞膈。用马牙硝一两（淬之），陈吴茱萸半升，煮取浓汁，投硝热服，未转再服即愈。

① 伏梁：古病名。一指心积症；二指髀股骺皆肿，环脐而痛的疾患；三指少腹内之痈肿。此处多指第三种。

癥瘕

治蛟龙瘕，寒食饧三升，每服五合，吐出物有两头，差。

治鳖瘕。用新熟赤黍米，淘取泔汁，生服一升，三次愈。

一方取蓝叶捣汁服，又白马尿和鸡子白三枚，煎二合，空心服，当吐出小鳖。

治肉瘕思肉不已。白马尿妙，马齿苋合盐、醋煎过亦消。

治癥瘕腹胀。取三棱草，切一石，水五升，煮一石，去滓，更取三斗汁，铜器中重釜煎如稠糖，封纳密器中，旦服一匙，酒一盏，日三服。

治卒暴癥，腹有硬物，昼夜刺痛。取虎杖根，勿令影临水上，可得石余斗，洗净，干捣作末，穄米五升，炊饮内搅之，好酒五斗渍封，候药消饭浮，可饮一升半，勿食鲑鱼、盐，癥当自然出。

一方用蒴藋根一小束，洗沥去水，细劈，酒二升，浸二宿，暖温服五合至一升，日三服。若欲速服，于热灰中温，令味出服之。此药无毒，大效验。

治心腹宿癥。取雄鸡一只，置阁板上，饿二日，后细研朱砂，和饭饲之，取其粪晒干，为末，清酒服方寸匕至五钱，日三服，若病困者六服。一鸡不足，更饲一鸡，取足病愈即止。

治胸喉间觉有癥。取油煎葱、豉，令香，二日不食，开口而卧，将油豉供口边，虫当渐出，徐徐以物引去之。

有人患腰痛牵心，发则气绝，医曰：此发瘕也。以油灌之，吐物如发[1]，引之头已成蛇，能动摇，悬之滴尽，唯一发耳。

---

① 发：原作“鬓”，据《本草纲目》刘校本引《南史》改。

又熨块法：用吴茱萸一升，擂碎，酒和煮，热布裹熨之。冷即易，屡效。

治女人血气癥癖。取蚶壳烧，以米醋淬三度，后埋土壤，为末，醋膏丸服。

痞 块

治痞气。用生芋子一升，压破，酒五升，浸二七日，空腹服一杯，神效。

治痞块。用急性子（即凤仙花子）一钱，研末，以独蒜一枚，同捣烂，用手按取疼实处，是根以铜钱眼对根放着，再将煎药涂钱上，外用油纸掩之，再用绢帛束之，烧尽黄香一炷解去。

一方量痞块大小，打成铁箍，缚定患处，将湿草纸三四层于箍内，取威灵仙、五加皮藤捣烂，罨[1]在箍内，觉患处微痛，去药并箍，而痞随大便出矣。

一方用水中生长蕨菜，淡煮吃三日，即打下恶物，仍要吃淡一月余方可。

治秋夏之交，露坐夜久，腹中病如群石在内。用大豆半升，生姜八分，水二升，煎一升，顿服差。

治痞癖。用皮硝一两，独囊蒜一两，同捣烂如泥，加大黄末一钱，搅和做膏，敷痞上自愈。

治小儿痞积。凡小儿腹胀肌瘦，立眉竖眼，头毛生疮，结如麦穗者，并皆治之。

① 罨（yǎn 眼）：掩盖，覆盖。

用立秋以后大虾蟆一只，斩其首，去其四肘，刮其肠肚，以清油涂之。上加以覆瓦，下加以仰瓦，各用火炙之，令熟，与患者食之，腹中之积秽尽下。再如前法连服四五个，一月之后，形容改变。非常其效，不可尽述。

一方于五更时，为父者，以刀背切子之脐上一寸二分七次，即以手提两耳，并身起，遂问痞去了。母随答痞去了。如此问答三次，即以子放下。又切七次，如前问答三次，以子放下，又切七次，问答三次，通如前法。如此行三朝即愈。行时不可使一人知之。

治小儿痞症腹大，面黄肌肤瘦弱，危困几死者。用木鳖子肉五钱，使君子肉三钱。上为细末，水丸，龙眼大，每一丸以鸡子一个，破顶入药，调匀，饭上蒸熟，空心食之。

治痞结年，久成龟鳖者，神效。老军需[①]一味，春夏用茎叶，秋冬用根，不拘多少，用好生酒一罐，外用鲫鱼一双，和药同煮，以鱼熟为变，黄昏时令患人先食鱼，次饮酒，至次早，去大小便，见物下即是。如不，应连服三五次，无有不效。按：本草云：老军需，俗名社公口须，四时常有，青出众。此草为尊茎藤青叶，似槚叶而尖小，根似芋头而须白。采根擂，和生酒，敷肿毒亦大妙。

治腹中癖块坚硬如石者。白杨东南枝，去青皮，细切，五斤，炒焦，绢袋盛，用酒一斗浸之，密封三五日，每食前暖服一盏，立愈。或研末，蜜丸绿豆大，每服五七十丸，汤酒任下。或丸龙眼大，白汤化下噙咽尤妙，日三五服。

一方生牛肉四两，朴硝一两，同煮烂，一顿食讫，大便利

① 老军需：指中药老君须，具有清热凉血、解毒的功效。

下积滞，差。

一方明矾、雄黄各二两，先将二两，水糊成膏，摊贴之，不下，再以二两贴之，大便如脓下。

一方用白芥子一两，大肥皂一二枚，各捣如泥，共为一家，以白酒糟和之，敷患处，其块自消。

一方服生雁鹅血，其效如神。（雁鹅，即人家所养之鹅，似雁者是）

治虚痞腹大。服独参汤即效。但参宜用多，或二五钱或六七钱，方妙。

治女人痞块。醋煮生大黄服之，极效。

一方用红花四两，分为四分，以酒一大升，捣碎，煎半升，顿服之。不止再服。

一方每日温童便二三盏服，至二十日，血片下即差。

一方瓦楞子、土牛膝，洗焙，研末，酒水煎服。

治女人血结坚痛。酒煮牛膝茎叶服，日二服，立效。亦治男子小便不利。

水　气附浮肿

此症专属湿热，湿者，土之气，故湿病生于热郁，清浊混淆，变而为水，永渗经络，溢皮肤，光肿如泡。治法清心火，养脾土，令肺气下降，导其败浊之气，使清者回而为气为血为津液。败浊之在上者为汗，下者为溺，以渐而分消矣。

治水气。用续随子一两，去壳，纸包，用物压去油，研末，分七服，每一服治一人，丈夫生饼子酒下，妇人荆芥汤下。凡五更服之，至晚自止，后以厚朴汤导之，频服益善。忌盐、醋百日。

一方杵葶苈三两如泥，即下汉防己四两，取青头鸭一只，就药臼中截头出血，于臼内血尽，和鸭头更杵丸如梧子大，空心下十丸。轻者五丸，服五日，此药利小便神效。

治水气浮肿气胀。干香薷十五斤，细切，纳釜中，水浸过药没寸，煮令气尽，去滓，澄清，微火煎，令可丸如桐子大，每服五十丸，日三服，小便利为度，差。

一方白鸭一只，去毛肠，汤洗，填饭肚中，加姜、椒如法缝之，蒸熟食，大妙。

一方捣猪苓末五两，煎水三合，调服方寸匕，加至二匕。

治水气从脚起入肚。用赤小豆一斗，水一斗，煮令极烂，取汁四五升，浸膝下，若已入腹中，食赤小豆，切勿杂食，遂愈。

治水肿。取癞虾蟆两三个，装猪肚内，将酒煮熟，与猪肚食尽，便放屁如雷，或水下，其肿自消。再加砂仁或胡椒，一岁一粒，大妙。

一方用乌鲤鱼一个，不去鳞甲，止去肚肠，入大蒜满鱼肚，以黄泥裹固，煨熟，食鱼蒜尽，则小便通利而病愈矣。

一方用马兰头草一虎口，黑豆、小麦各一撮，水、酒各一钟，煎一钟，食后温服，以利小水，四五日全愈。

一方用商陆根赤者，捣烂贴脐心，绢帛缚定，须臾，水从小便中出，妙。

治水肿面浮。用土狗[1]一个，轻粉二钱半，上为细末，每用少许蓄鼻内，其黄水尽从鼻中出。

治水肿，腹胀满。用马鞭草、鼠尾草各十斤，水一石，煮

① 土狗：蝼蛄。

五斗，去滓，煎令稠，以粉和丸，一服三大豆许，加至四五豆，遂差。

一方取胡燕卵中黄，顿吞十二枚。

治水肿，胀硬如石者。用白石英十两，捶碎，如豆大，贮瓷罐，酒二斗浸，用泥重封罐口，好马粪及糟烧之，常令酒小沸，从卯至午即佳。候冷，次日温一钟饮之，日可三度。如吃酒少者，随性饮之。

治水肿，小便涩少。用地龙、猪苓、针砂（醋炙），上各等分，一两，为末，擂葱研膏，敷脐中约一寸高，以阔绢帛缚之，以出小便多为度，日二易，更入甘遂末尤妙。

治水肿及遍身暴肿，小便涩。用葶苈三两，捣如泥，用大枣三十枚，水一升半，煎一升，去枣纳葶苈于汁中，熬稠，丸如梧子大，每服大人三十丸，小儿五丸，或十数丸，空心，木香汤或米饮下。（亦治气喘，饮食不消）

治水肿淋闭。用田螺二三枚，大蒜头两个，车前草三四棵，共捣烂作饼，贴在肚脐上，冰从小便中渐渐自出，其肿立消。

治卒肿，满身面皆洪大。用甘遂一钱，为末，猪肾一枚，作七片，涂末，炙熟，食至四五片，当觉腹肠鸣，小便利，遂愈。

一方更入木香一钱，共纳肾中，以薄荷叶裹定，再用湿纸裹煨，临卧细嚼，温酒送下，当下黄水，效。

一方用苦瓠瓤实，捻如大豆，入面里煮一沸，空心服七枚，至午当出水一斗，三日水自出不止，大瘦，乃差。三年内慎口味。用瓠须择妍净者，不尔有毒（勿用）。

一方用榆皮捣屑，杂米作粥食，小便利。

治水病初得危急。用冬瓜，不限多少，任吃，极效。

治水病肚胀，四肢肿。用黄瓜一根，破作两片，不去子，醋煮一半，水煮一半，俱烂，空心顿服，须臾水下。

治风水腹大腰重。取冬麻子半斤，水研，滤汁，米二合，煮稀粥，着姜、葱、椒食，空心服之。

治头面忽肿，热毒内攻，或手足赤肿，触着则痛者。用牛蒡子洗净，烂研，酒煎热成膏，摊纸上，贴肿处，仍热酒调下，一服肿减痛止。

治腰以上肿。用麻黄一两（去节），甘草五钱，先煮麻黄三四沸，去沫，入甘草煎，作二服取汗，有人患气喘，积久成水肿，服此愈。凡水在上者宜发。

治身体手足浮肿。用蚯蚓粪，为末，隔年醋调涂肿处即消，大妙。

治十种水气。用小冬瓜，去瓤，纳赤小豆在内，蒸熟，为丸服甚效。二味善能行水。

一方大鲤鱼去头尾及骨，赤小豆一升，水合，煮取二升，用生布绞，去滓，顿服汁，不尽，分三服。又鲤鱼合葱白、冬瓜作羹食最妙。

一方菟丝子一升，酒五升，浸二三宿，每服一升，一日三服，甚效。

治十种水病，肿满气喘促，不得卧，用蝼蛄五枚，干为末，食前汤调半钱匕至一钱，小便通，效。（或蜜丸，汤化下亦可）

治腹大摇动，水声漉漉，皮黑者，名水蛊症。用皂角，剥皮，炙黄，剉，三升，酒一斗，浸一宿，再煮一二滚，服一升，日三服。

一方真生漆四两，锅内熔化，麻布绞，去渣，复入锅内熬干，加雄黄四两，为末，醋糊为丸梧桐子大，每服四分，大麦芽煎汤下。

一方用赤商陆根杵烂，贴脐心，绢帛缚定，其黄水从小便中出，愈。

一方治蛊胀，用线鸡粪炒黄色，用坛酒三斤，煮四斤，空心服，即愈。

治蛊胀，旦食不能，暮食痞满。干鸡屎加大黄、桃仁（去皮、尖）等分，为末，每服一钱，生姜三片，煎汤调服。

治血症黄肿。用百草霜一升，炒面半斤，绿矾四两，为末，糖丸桐子大，每服三四十丸，食远，姜汤米汤任下。治黄疸发肿亦妙。

治食少腹胀及黄肿。用亚腰葫芦，不去子，炒存性，为末，每服一个，食前温酒调下，不饮酒者，白汤下，十余日见效。

治水肿气急，大小便不通。用郁李仁、杏仁（炮去皮、尖）、薏苡仁各一两。上为末，米糊为丸，梧桐子大，每四十丸，不拘时，米饮送下。

治阴囊浮肿。用生甘草汁调地龙粪，轻轻涂之。

治小儿浑身头面及阴囊虚肿。用使君子一两，去壳，蜜五钱炙，尽为细末，每一钱食后米汤下。一用甘草汤调地龙粪搽之。

五 疸

五疸者，汗、黄、谷、酒、女劳也。五淋者，气、食、血、膏、劳也。疸主脾胃，淋主心肾经。分虽殊，同一湿热耳。治疸以健脾胃，利水道为主；治淋则清心肾，开郁结，兼以分利，乃其法也。若专温补而反生湿热，为害多矣。

治五疸方：用丝瓜连子烧存性，为末，因酒病者，酒下；

面病者，面汤下。

一方用乱发烧灰，水调服一钱匕，日三服。

一方用益母草捣汁一钟，好酒送下，泻四五次即愈。极妙。

一方用鸡子白二三个，以热酒服下。尤妙。

一方用真川椒三钱，去枝、梗，并闭口者，菖蒲根二分，薄荷叶二钱，无灰酒三碗，煎一碗，去渣服。轻者二次即愈，重者五服。

治黄疸。用万年青捣烂取汁，和酒服，每次饮三四钟，屡效。如大便不实，不可用。

一方用柞树皮烧存性，为末，每服一二匙，食远，米汤调下，甚效。

一方用小麦淘净一升，皂矾半斤，同炒黄色，为末，黑枣肉半斤，同捣匀，米醋打糊丸桐子大，每服八九十丸，食远，姜汤送下，日三服，效。

一方用黄牛粪晒干，为末，面糊为丸，如梧桐子大，每服七十丸，食前白汤下。

一方用镜面草一大把，煎酒服。

一方用柴胡一两（去苗），甘草一分，剉，水一碗，白茅根一把，同煎七分，去滓，任意时常服之。

一方用麻黄一把，去根、节，以醇酒五升，煮半升，去滓服。冬月用酒煮，春月用水煮。

一方采酸浆草根，捣汁饮之，多效。

一方采瓜蒂二合，炒赤豆一合，为末，暖浆水五合，服方寸匕。一炊久当吐，不吐再服五分。如吹鼻中两三黑豆许，黄水出止。

一方用柳枝一束，水一斗，煮浓汁半升，顿服，差。

一方取瓜蒂，细末，如大豆许，纳鼻中，令病人深吸，取鼻中黄水，出为度。

治湿疸。用矾石、硝石各一钱，为末，大麦粥饮调服，取汁。治女劳疸，或去硝换滑石。

治酒疸。用小麦一升，分作四次，放在水内研，取水饮之。或将小麦苗捣汁，每二合，日服三次更妙。

一方用黄芪二两，木兰一两，共为末，醋汤调服方寸匕，日三服，效。

一方用藜芦，灰中炮之，小变色，捣为末，水服半钱匕，令微吐，不过数服。

一方大黄粗切二片，水三升半，渍一宿，平旦煎，绞汁一升半，纳芒硝一两，暖服，须臾当快利。

一方用木鳖子，醋磨，旋呷下，有效。

治谷疸。取苦参三两，龙胆草一两，为末，牛胆和之，丸如梧桐子大，先食以麦饭，服五丸。

治劳疸。龙胆加至二两，加栀子十四枚，二物为末，以猪胆汁为丸，服如前法。

治男妇黄疸病，耳目悉黄，饮食不消，胃中胀热，生黄衣，乃脏中有干屎。以猪脂煎一升，顿服，日三次，下燥屎乃愈。猪脂忌乌梅。

治肾黄疸。用萹苣子一合，细研，水一大盏，煎五分，去滓，不拘时服。

一方用藘茹一两，捣为散，不拘时温水调下二钱匕。

治遍身发黄如金色。用瓜蒂四十九个，以六月六日收者，丁香四十九个，用净锅子烧，烟尽为度，研为细末，小儿半匙，大人一匙，吹鼻内数次，差。

治伤寒变成阴黄，眼如金色，壮热溺赤。用丽春草，春三月采花，阴干，一升，捣为散，每平时空腹取方寸匕，和生麻油，顿服一盏，日唯一服，隔五日再服。以知为度。

治黑疸，此病多死，速宜早治。用栝楼根一斤捣，绞汁六合，顿服。随有黄水小便出，如无，再一服。（一本云黄瓜根）

治阴黄，溺、汗、涕、唾染衣即黄者。取蔓荆子捣末，平旦以井花水取服一匙，以知为度。每夜童便重浸少许帛、纸，各书记，日色渐退则效。

一方秦艽五两，牛乳三升，煮一升，去滓，纳芒硝一两服。

霍乱

人遇霍乱吐泻，切记不可饮米汤、粥汤并热汤热水，若饮热汤及犯谷气，其人必死，决不可救。慎之，慎之。

治霍乱吐泻。切桃叶三升，水五升，煮一升三合分，温二服。

一方剉生姜五两，牛儿粪一升，水四升，煎二升分，温服。

一方用净土将冷水调饮。童便尤佳。

一方用浆水煎干姜屑，加醋少许，呷之。

一方用厚朴，以姜汁火上炙香，为末，不时新汲水调下二钱匕。

治霍乱吐泻，始因饮冷，或憎寒，或大饥，或大怒，或乘舟车，伤动胃气，令人上吐，吐不止，令人下泻，吐泻并作，遂成霍乱，头旋眼晕，手足转筋，四肢逆冷，用药迟缓，须臾不救。吴茱萸、木瓜、食盐各五钱，以上三味同炒焦，用瓷瓶盛水三升煮，令百滚，却入前药同煎，至一二升以下，倾一盏，随病人意冷热服之，药入即醒，妙。

治霍乱吐泻不止。以芦穄米煎汤当茶，时时呷之，如无芦穄，即茎叶亦可。

一方用阴阳汤、井花水和百沸滚汤各半碗，同服之，神效。

一方用红蓼一把，去头、尾，煎水熏洗。

治霍乱吐泻，腹痛。用高良姜一两，细剉，水三盏，煎二盏半，去渣，温服。（一方用炒豆、高良姜，酒煎服）

治霍乱吐泻，头旋眼晕，手足转筋，四肢逆冷。枯矾一钱，百沸汤点服。

一方用大蒜一头，捣烂，和井水服。

治霍乱痢泻不止，转筋入腹欲死。用生姜三两，捣烂，酒一升，煮三四沸，顿服。

治霍乱吐泻，不能服药。用绿豆、胡椒各四十九粒，碎研，水煎服。如渴甚，用新汲水调服，极效。

治霍乱人泻不止。炮附子一枚，去皮、脐，为末，每服四钱，盐半钱，水二盏，煎一盏，温服之。

治转筋霍乱吐泻，扶病人坐起，将凉水淋两膝、两腿，筋即不转，或以水二桶，慢慢抬起病人脚入桶内，浸过曲膝上，立效。

一方用皂荚末，吹一小豆入鼻中便嚏，差。

治霍乱吐泻，但有一点胃气存者，服之回生。陈皮、藿香各五钱，水煎温服。

一方用枯矾一钱，百沸汤点服。

治霍乱烦躁，睡卧不安。取葱白二十根，大枣二十枚，水三升，煎二升，分服。

一方用艾叶一把，水三升，煮一升，顿服。

一方烧乱发灰，如鸡子大，盐汤三升和服。

治干霍乱，欲吐不吐，欲泻不泻（即今之绞肠痧）。用飞盐搅滚白汤内，候汤冰冷饮之。如不止，将针刺少商穴十指头，出血立愈。穴在十个指头上，指甲之两旁，与出指甲之处相齐，只离指甲两边各一韭叶之地位就是。

一方用盐一两，生姜半两，切碎，同炒色变，以水一碗，煎热，入皂角末一钱，温服探吐，甚者，加童便一盏服。

一方将病人腿腕横纹上，蘸温水拍打，紫红脉纹见，以布针或瓷瓦刺破，出紫血立愈。

一方取薤一虎口，水三升，煮升半，顿服。

一方用丁香十四枚，为末，沸汤一升和之，顿服，未差再服。

一方用手在脚湾内拍数十下，即有青脉突起，用针刺去黑血，立愈。

治霍乱心胀气满，未吐下。取小蒜一斤，水三升，煮一升，顿服。

一方烧栀子十四枚，研末，熟水调下。

治霍乱心腹胀满，痛不可忍，不吐不泻，冷汗出，气绝者。用极咸盐汤三碗灌之，探喉中令吐尽宿食，不吐再服，三吐即愈。

一方用炒盐二碗，装入绵布袋中，安顿其胸前，并肚上，以熨斗火熨之，令气透，又以炒盐装，熨其背遂愈。

治肝虚转筋。用赤蓼茎、叶切三合，水一盏，酒三合，煎四合，去渣，温分二服。

一方用松节一两，剉如米粒大，乳香一钱，银石器中慢火炒令焦，留一二分性，出火毒，研细，每服一钱至二钱，热木瓜酒调下。

一方入腹，用鸡屎干末，热酒调下。

一方取釜底煤研末，好酒调服。

治转筋。男子左腿转，则以手扯阳及阴囊向右；如右腿转，则以手扯阳及阴囊向左。女人左腿转，扯乳向右，右腿转，扯乳向左。

治吐痢后转筋。生捣扁豆叶一握，以少醋浸汁，服之便差。

治霍乱转筋欲死，气绝复还，有暖气者。以盐纳实于脐，就盐上灸七壮即苏。

治霍乱困笃。取童女月经衣和血烧灰，酒服方寸匕。

凡人患小膀转筋，皆因两腿感寒，气血不能融运，筋不能养，故致牵缩而转也。患此疾者，不分寒暑，先于未发之时，常以布与绵等裹暖小膀，使气血和暖流行，则筋自不转矣。

疟疾

疟，乃风暑之邪，隐伏而成。故云夏伤于暑，秋必病疟。脾胃积食停痰，亦能致此。治宜散表解暑，而后消食化痰，清理脾胃，不可骤用截药，须待病势稍退，脾胃稍开，而后截之。如气壮邪轻者，只须消导则自止矣。

治疟疾。以桃仁半片，放在内关上，将小独蒜捣烂，掩在桃仁上，以布条缚之，男左女右，临发日，先一二时行之即止。内关，在手掌骨上一寸有半数，小臂之中与尺部脉相并。

一方用麝香少许，研墨，额上书“去邪辟魔”四字。

一方以蛇蜕塞两耳即止。

一方于五更时，取大蜘蛛一个，用绢或包头，卷了蜘蛛缚于病人臂膊上，男左女右，大约二三日即止。若臂膊上起大泡一个，尤止得快，但只许一人知见，不可四眼见。

一方五月五日午时，用黑豆四十九粒，将滚水泡去皮，入砒霜一钱在内，捣烂如泥，丸如梧桐子大，以雄黄为衣，阴干，临发日，于侵晨天未明时，取无根水，面东服一丸，一二次即愈。切忌食发热之物并鱼腥、生冷、茶水等项，只可吃菜饭并饮米汤。

一方端阳日午时，取蚯蚓粪捣为丸，如蚕豆大，临发日，早朝东，井花水吞三粒，直行去，勿回头，即效。

一方用桃仁一百枚，去皮、尖，于乳钵中细研成膏，入黄丹三钱，丸如梧桐子大。每服三丸，当发日，面北用温酒吞下，不饮酒，井花水亦可。五月五日午时，合忌妇人、鸡、犬见。

一方雄黄一两，人参五钱，端午日粽子尖为丸桐子大，于未发早面东，井花水下一丸，忌诸热味。

一方用蜀漆、云母、龙骨等分，为末，发前以浆水和半钱服之。温疟加蜀漆半分，临发时服一钱匕。

一方用蒴藋一大握，炙黄水，浓煎一盏，欲发前服之。

一方用白矾，不拘多少，飞过，为末，用飞面好醋打糊为丸，如鸡头子大，每服一丸。红痢，甘草汤下；白痢，姜汤下。如不止，再服一二丸即止。治霍乱亦姜汤下。又治疟疾，用东南方桃头七个，煎汤下。忌荤腥、煎炒、油腻之物。

一方用半夏二钱，炒黑，为末，烧酒和丸如绿豆大，清晨，原用烧酒送下。

一方用常山末，鸡子清和丸桐子大，每服三十丸，空心，温酒送下。

一方用干姜，炒黑色，研末，临发时，温酒调下。

一方用老生姜，拭去土，捣取自然汁一酒杯，露一宿，临发时，五更令患者面北，立饮即止。未止如前法再服，以愈为度。名露姜饮。

一方用百草霜（即锅底煤）、黄丹等分，服二钱，空心，米饮调下，不过二服愈。

一方用豆豉，不拘多少，于瓷器中杵烂，饭和研为丸，如绿豆大，又以雄黄一钱，人言[1]、朱砂各六分，研末为衣，晒干，临发，先取东引桃、李枝各七分煎汤，出外当空，向东吞五丸，或七丸，合时忌妇人、鸡、犬见。

一方研接骨末叶，绞汁饮之，得吐乃差。大人七叶，小儿三叶，不可过多。

一方五月五日取独蒜，不拘多少，捣烂，入好黄丹再捣，干湿通匀，丸如龙眼核大，晒干收贮。凡疟发三四次，于临发日鸡鸣时，以一丸捶碎，面东用井水服之即止。

一方用大蒜三瓣，胡椒七粒，百草霜三分，共捣成丸。男左女右，缚于曲泽穴上。穴在臂膊湾三寸尽处是。

一方于未发时前，令患者抱一大雄鸡着怀中，时时惊动，令鸡作啼大声立差。

一方取烧人场上油黑土，不拘多少，加生葱捣烂，作饼如围棋子大，发日预将一饼缚臂膊上，立止。

治疟热甚作渴。以童便和蜜煎沸，频服。

治老疟。龙骨为末，未发时酒一升，煮方寸匕三沸，乘热尽服取汗。

治瘴疟。浑身痛连背项，用茴香子捣取汁服之。

治劳疟。乌梅十四枚，豆豉二合，桃、柳枝各一虎口，甘草三寸，生姜一块，童便二升，煎七合，温服。

---

① 人言：砒石的别称。

治鬼疟，进退不定。用猢狲头骨一具，烧灰，空心，温酒调一钱匕，临发再服。

治疟符咒方：临发日五更，鸡犬不闻声之际，令病人朝东立，将朱砂画黄纸符𤆬于病人背上，口念咒云：天火烧太阳，地火烧五方；雷火执常法，烧死诸不祥；急急如律令，敕立止就是。久疟只消二次。又临发日，空心朝东，令人以朱书百会穴上“天平都城隍在此”七字，叠书，甚妙。

治疟痢。用真阿魏一味，丸芡实大，疟以朱砂为衣，发日清晨，面东以无根水送下。痢以黄连、木香煎汤，空心送下。

治久疟不愈。用百草霜二钱，香附米三钱，上为极细末，丸如梧桐子大，每服三十丸，空心，乌梅汤下，隔一日用一服，不过三服，立止。

一方用牛膝根一把，切断，水三钟，匀作二服，煎一钟，未发之前，先用一服，临发之时，又用一服，断根。

一方用青蒿、桂枝各为末，寒用桂多蒿少，热用蒿多桂少，三七分互用，以生姜二两，连皮捣汁，和热酒调服，衣被盖之取汗，即愈。

治五般疟疾。用夜明砂为末，每服一钱，冷茶清调下，无时，大效。

一方不问新久，用常山一两，剉碎，以好酒浸晒七日，瓦器内煮干，为末。每服二钱，水一盏，煎半盏，去滓，停冷，五更初服之，不吐不泻，大效。

一方牛膝草根，水煎，不拘时服，效。

治小儿疟。取生鹿茸，为细末，乳调服一字，先早时服。

又方，烧鸡肫中黄皮，乳服。男雌女雄。

又方，取黄丹二钱，以蜜水和服之，冷以冷酒和服之。

一方用辰砂、阿魏各一两，为末，米糊为丸如皂角子大，每服一丸，人参汤下。

痢疾[1]

痢者，古名滞下。盖受暑湿之邪，致脾胃不和，饮食停积而成。邪干气分则白，血分则赤，食积则黄，均一暑毒湿热耳。故曰血虚则里急，气滞则后重。治必先推积导滞，盖通因通用也。次则调胃解毒收敛实肠。河间[2]所谓行血则便脓自安；调气则后重自除。治痢之要诀也。

治痢初起，里急后重。大人用玄明粉五钱，六一散三钱。小儿用六一散五钱，玄明粉三钱，蜜水调下。名颠倒散。

治痢独圣丸：用好川乌头一个，桑木火煨烧烟，令尽取出，地上盏子合良久，细研，用酒蜡丸如麻子大。每服三丸，黄连、甘草、黑豆煎汤，候冷吞下。赤者用黄连，白者去之。

一方用新瓦烧红，将皮硝二两倾在瓦上，待黑取起，每一钱米汤调下。忌生冷面食等物。

一方取木香一块，方圆一寸，黄连半两，用水半升同煎，干去黄连，只薄切木香，焙干，为末，分三服，第一陈皮汤、二陈米汤、三甘草汤下。生研木香，米饮下亦可。

一方用鲫鱼或黑鱼，重四两或半斤，去肚杂，净洗，再以大蒜二十七架，胡椒三粒，共捣烂，入鱼腹，外用纸一十四层包煨，红者，浓茶下；白者，姜汤下。

---

① 痢疾：底本、清顺治序本、日本抄本其后均有“附泄泻”三字，因目录和正文“泄泻”均为独立列出，故删去。

② 河间：底本、清顺治序本、日本抄本均误作“何间”，据文义改。河间，刘完素也，亦名刘河间，简称河间。

一方剉紫参半片，水五升，煎二升，再下甘草末二两，煎半升，分温服。

一方用黄连四两，用吴茱萸同炒，去茱萸不用，枳壳二两，为末。每服三钱，酒调下。

一方用胡黄连、乌梅肉、灶心土，为末，茶清调下，随愈。

唐太宗苦气痢，医张宝藏以乳半升，荜茇三钱同煎，减半，空心顿服，随愈。

一方取白矾一大斤，炭火净地烧，令汁出尽，则其色如雪，谓之巴石，取一大两，研细，猪肝丸，空心米饮下。丸数看老壮加减。水牛肝更佳。

一方用诃黎勒、陈皮、厚朴等分，研末，蜜丸如梧桐子大，每服二十丸至三十丸。

治气痢，里急后重。用宣黄连四两，槟榔二两，干姜一两，各另研极细。每用连末二钱，榔末一钱，姜末五分，和匀，空心，温酒调立效。不饮酒者，米饮下。蜜丸化服亦可。

一方用厚朴三钱，生姜一大块，酒、醋各半，煎服。

治大热毒，纯血痢。用宣黄连六两，水七升，煮三升半，夜露星月下，平旦空腹顿服，少卧得息。

一方取盐水梅，除核。研一枚，和蜡茶加醋汤一啜而差。此酸以收之意也。

一方用连白青韭一大握，取汁，和煮酒一盏，温饮之，极验。

一方用栀子十四枚，去皮，捣末，丸如桐子大，每服三五十丸。

治热痢，小便黄涩。用车前子连叶取汁一盏，入蜜一合煎，分二服。欧阳文忠公久痢不愈，服此即效。泄泻亦可治。

治寒痢水泻。干姜为末，米饮调一钱服。若血则烧灰存性，放地出火气，照上服，立效。

治瘴痢，时气渐染相似者。取干楮叶二两炒，捣为末，乌梅汤服方寸匕，日再服。

治暴痢。烧小鲤鱼一枚，研末，米饮服之。

一方捣蒜贴两足底下。

治痢脐下痛，炒茱萸，煎黑豆汤吞之。

治初得痢，冷热赤白及霍乱。用甘草一两，炙，豆蔻七个，剉，水三升，煎一升，分服。

治赤白痢初起。用大黄一两，好酒二盏，浸半日，煮一盏，分二服，治浓血稠黏，里急后重，日夜无度，去其积不致延绵不愈。再服芍药汤。

一方用好茶叶一两，并带皮生姜五钱，一同捣碎，泡浓茶服，极效。甚者，服二三次即效。一方加连根韭菜，三味捣汁，酒调服。水煎亦好。

治赤白痢。地榆一斤，水三升，煮一升半，去滓，再煎如饧绞滤，空腹服三合。

一方黄连为末，鸡子白丸，米饮服十丸至三十丸，差。

一方姜墨丸：干姜、好墨等分，筛末，醋浆和丸如桐子大，服三十丸，米饮下。

一方用牛膝三两，捣碎，酒一升浸，经一宿，每服二盏，日三服。

一方经切葱白一握，和米煮粥，空心服。

一方用甘草一尺，炙，擘碎，以淡浆水蘸二三度，又以慢火炙之，后用生姜，去皮，半两，以浆水一升，同煎至七分服，立效。

一方捣马齿苋汁三合，先将鸡子白一枚温热，再以苋汁和，顿热服之。

一方用生鸡子一枚，乌梅十个，有肉者，以纸一幅，将鸡子白摊遍，连纸日干，摊作四重，包裹乌梅安熨斗中，用炭火烧，烟将尽取出，以碗盖覆，候冷，研细，入银粉少许，和匀，大人分为二服，小儿分三服，空心，井花水调下。觉脏腑微有疏利，更不再服。

一方用齐菜根叶烧灰，为末调服，极效。

一方将凤尼草切段，煎浓汤服之，即愈。

一方端午日，取好荸荠，洗净拭干，勿损坏皮，放瓶内，入烧酒浸，泥封口，勿泄气，患者取二枚细嚼，原用烧酒送下。

治赤白下痢，谷道[1]疼痛，不可忍。宜服温汤，炒蓝熨之。又炙枳实熨之妙。

治赤白痢，不论远近，小腹痛，出入无常，下重痛闷，每发面青，手足俱挛。用净黄连一两，好胶手许大，碎蜡如弹子大，三味以水一大升，先煎胶令化，次下蜡，又令化，即下黄连末搅和，分为三服，唯须热吃，冷则难服，神妙。

治赤白痢，腹痛甚者。用鸡卵一枚，去黄留白，纳胡粉满壳，烧成屑，酒服一钱，差。

治赤白痢，所下不多，遍数不减。烧密陀僧三两，令黄色，研如粉，每服醋、茶调下一钱匕，日三服。

治赤白痢，日久不愈。香椿根皮，浓煎服，即止。蜜丸，汤饮化下亦妙。

---

① 谷道：底本、清顺治序本、日本抄本均作“骨道”，据医理改。谷道，肛门也。

一方用水杨叶嫩枝捣，和水绞汁服之。

一方用白芍药三大两，干姜半两，炒令黄，为末，空心，和米饮服二钱。亦治崩带效。

治小儿。云母粉方寸匕，米饮调下，两服立效。

治小儿赤白痢，多体瘦不堪。用麻子一合，炒香熟，为末，每服一钱匕，蜜浆水调下，立效。或浓煎宣黄连汤，时时饮之，亦效。或研末，蜜丸，米饮服之亦可。

一方捣蓝青汁，每服半合，三五次愈。

治久痢腹痛，日夜无度，不思饮食。用吴茱萸一斤，黄连一斤。上二味共一处，用酒四斤，浸三日取出，晒干，各拣并为末，以浸药酒，用生蒜头四两，捣烂，分二处，和蒸饼糊为丸，如小梧桐子大。痢赤者，黄连丸；白者，茱萸丸；赤白者，兼服。每六七十丸，空心，米汤下。小儿服三十丸。

一方用枯白矾、五倍子等分，为末。醋糊为丸，米汤下。每服三四十丸。

治痢久不止，名休息痢。取虎骨，炙黄焦，研末，饮服方寸匕，日三服。

一方研黄连末一两，鸡子白和为饼，炙令紫肝色，杵为末，浆水三升，慢火熬膏。白痢加酒半盏同煎，每服半钱，食前温米饮调下。

一方用白鸡一只，缢死，净入黄连一两，椿根白皮一两，装入腹内，好酒煮熟，热服之，神效。

一方取椿树根白皮，在土内不见风日者，细切，捣如泥，取面捏作馄饨子，如小枣大，勿令破，煮熟吞七枚，不过七服，空心下，忌油腻热毒。

治久痢不止。木香三钱，黄连五钱，生酒二钟，煎一钟，食远服，或为细末，蜜水调服亦好。

一方用当归六钱，黄连四钱，好生酒二钟，煎一钟，食远服。

治久泻痢。蜡矾丸：黄丹（水飞）、明矾、黄蜡各一两，先以小铜勺熔化蜡，次以二味和之，众手乘热急丸如豆大，每服二丸，空心，米汤下。小儿一丸。

治肠滑久痢。以石榴一个，带皮带子，劈破，将炭火来烧，略待烟尽即便取出，勿使烧作白灰，以致无力，倘用碗盖在地上，过一夜，次早为细末，每服二钱，以生石榴酸皮一片，水一盏煎汤服之，亦治泄泻。

一方用石榴皮、茄蒂烧灰，为末，砂糖汤调下。痢久脏滑者，用臭椿根皮浓煎汁，或合粟米一合服，愈。

一方捣鼠尾草，为末，不拘时，米饮调下一钱。

治噤口痢。用红木槿花，不用蒂，阴干，为末，用面煎饼两个，以末掺上，先以汤灌开其口，然后食之，或煎汤服亦可。

一方用木鳖子二钱，麝香二分，共捣膏，置脐上，以帛缚定，即思饮食。

一方用人参、黄连、石莲肉各三钱。上㕮咀，用水二钟，煎一钟，不拘时温服。

一方用犍猪[①]腰子一个，捶烂，捻一窝，入麝香三分，敷肚脐内，以绢帕束，少时气通，火下降，即欲饮食。

一方用冰片三厘，麝香三厘，放脐内，膏药贴住，即吃饮食，病随好。

一方肉豆蔻十两，去皮，醋面裹煨熟，研末，米饮下一钱。

① 犍猪：阉割的猪。

一方用麻油四两，煮鸭汤食之。

一方用梨一枚，去心，入蜜一匙，火煨熟食之，即效。

一方用田螺数枚，连壳捣烂，加麝香少许，调匀填脐内，引火下降，服药再不吐矣。饮食须慢慢少少进之。

一方用石莲肉捣碎，为细末，每服一钱，空心，陈米汤调服。一方加砂仁等分，为末，照上服。又芥菜子捣膏贴脐亦妙。

治蛊毒痢。用生地黄汁一升二合，分三四服。

治小儿久痢，水谷不调。用枳实捣末，以饮调服二钱匕。二岁服一钱。又用没石子二个切，熬令黄色，研作馄饨食之。

治小儿洞泄下痢。烧虾蟆灰，饮调服方寸匕。

一方取羊角中骨烧末，饮服方寸匕。

一小儿痢垂死。用益母草叶煮食之愈，汤亦好。又治疳疾。

泄泻

泻症有五：泻水而腹不痛者，属湿；痛而肠鸣者，属火；完谷不化者，属气虚；或泻或不泻，或多或少者，属痰；腹痛甚而泻，泻而痛减者，食积也。湿宜燥之渗之；火宜降之；气虚宜升之补之；痰宜豁之；食积宜消之导之。知其所因而效收矣。又曰：泻有寒热治之者，宜燥湿理胃、补脾利小水为主。

治泄泻。用白术半斤炒，山药四两，上为细末，每日煮粥，粥放一合在内，再煮滚，空心食之。

一方用车前子、白术等分炒，为末，白汤调下。

治老人泄泻。干糕一两，生姜三钱，上将姜捣细入糕内，以沸汤泡，待其自化食之。

治老人泄泻弥年，百治不效。以艾灸百会穴，量人老壮，以为多寡。多百壮，少三四十壮自止，何也。此症多原气不能举，故下脱而泄泻，如持滴者不按其上窍则水直下无留，以指按其上则水吸而不滴，故灸此以治彼，乃手按滴之法也。详见《医林外传》。

治大肠泄泻，身冷脉微。用附子一枚，去皮、脐，分八片，入盐一钱，水一升，煎半升温服，立效。

一方捣白石脂、干姜二物，以百沸汤和面为稀糊丸，如梧桐子大，日干，米饮下三十丸。

一方用诃黎勒三颗，面裹炮赤，去面并核取皮，研末，饭和丸，米饮下五七丸。

治泄泻转筋。用吴茱萸、艾叶各三钱，水二盏，煎半，分三服，即效。

治水谷不化而泻。取小豆一合，和蜡三两，顿服之效。

一方用车前草、莲子捣取汁，入姜汁少许，温服之，小便分利自愈。

一方用生姜切碎，如粟米大，早茶等分，煎服愈。

治水泄久。用枯矾、五倍子等分，面糊丸，每服三十五丸，白汤送下。

治水泻脾泻。用黄连半斤，生姜四两，上共一处，炒紫色，另拣出。碾黄连末治脾泻，生姜末治水泻，每二钱，空心，白汤调下。

治大肠气泻不止。取芜荑五两，捣末，以饭丸，每日空心，午饭前，用陈米饮下三十丸。

治似痢非痢，热泻者。用苦楝树根，去粗皮，晒干，为末，粳米饮为丸，米饮下，甚效。

治热泻久痢。用黄连四两，吴茱萸一两，白芍药三两，神曲糊丸，白滚汤下。

治寒泻。用厚朴火上炙，令干，再以姜汁蘸，复炙，直待焦黑为度。捣筛如面，以陈米饮下二钱匕，日三服。

治大肠寒滑，诸热药不效。用赤石脂、干姜各一两，胡椒半两，同研末，醋糊丸，空腹米饮下五七十丸。

治气虚水泻暴作，日夜数行，腹痛不止，夏月路行备急。硫黄二两，牛角研令极细，枯白矾半两，同研匀，水浸蒸饼，丸如梧桐子大，朱砂为衣，每服五十丸，米饮盐汤下。

治久冷腹痛虚泻。用生硫黄五两，青盐一两，细研，蒸饼为丸如绿豆大，每服五丸，热酒空腹下。

治久泻不止。用百草霜研细，粥糊为丸，白汤下效。研末，米饮调，可治痢。

治久泻不进饮食。用黄米炒为粉，每数匙，砂糖调食。

治食积泻，每日数十次，整年不愈。先用厚朴丸下之，积去然后调补。

治男子夜数泻，诸方不应。以生姜一两碎之，半夏汤洗，与大枣各三十枚，水二升，慢火煮一升，时呷之，随愈。

治天明溏泄（一名肾泄）。加肉豆蔻、破故纸，照二神丸修合，名四神丸。五味子二两，吴茱萸五钱，上同炒香，为末，每服二钱，陈米汤空心下。晨起泻者，四苓散下，或加黄土炒白术，去土，二两，炒糯米五合，尤妙。

治老人肾虚脾泻。用破故纸四两，加木香五钱，肉豆蔻二两，面裹煨，去面用。上为细末，以生姜煮大枣四十九枚，去生姜及皮、核，捣烂，为丸桐子大，每服六七十丸，空心，米汤下。一方无木香，名二神丸。

治肚腹微痛，痛来即泻，泻亦不多，每日夜不时举发三四次止。用荞麦面一味，随意作饭，连食三四餐而愈。予壮年患此两月，瘦怯殆甚，药用消食化气、开郁降火等剂，俱未效。偶遇一老僧授此方，疗之后，以传告人，奏功甚大。

神圣姜黄散：治脾泄泻久者，用黄连十两，带皮生姜四两，切碎，慢慢火同炒，待姜枯即取起，去姜，将黄连为细末。每服二钱，空心茶调，或陈米清粥汤调，服之即愈。食前亦可服。

一方用山楂水泡，去子，每楂肉一两，白术三钱，用柳甑铺白术一层，楂二层，蒸烂，捣如膏，入瓷瓶，每服一匙止。如丸，将楂蒸晒干，同术为末，蜜丸桐子大，每服白汤下五六十丸。

一方用白术（去芦）一斤，陈皮四两，研末，陈米饭丸如豌豆大，食远，米汤下二钱。北人蒸饼丸。

治久泻，养脾实肠。白术（炒）、白茯苓各一两（炒），糯米二两（炒）。上为细末，大枣，不拘多少，拌食之，或丸或饼俱可。

治脾胃素弱，或泻痢或久病后，不思饮食，或食不化。用小茴香二两，生姜四两，同为末，令匀，净器内湿纸盖一宿，次于瓦器内慢火炒，令黄，为末，酒丸如桐子大，每服二三十丸，茶清任下，甚简易。有益脾胃。平时无疾亦可用。

治老人胃冷泄泻，不分水谷。薤白粥：薤白，细切，一升，粳米四合，葱白，细切，二合，合作羹，空心服，常食入些椒水在内。

治老人脾胃不实，时常作泻。茯苓一两，苍术五钱（米泔浸，炒），白术二两（黄土拌，蒸焙干）。上为细末，米糊丸桐子大，每服七八十丸，米汤、白汤，不拘时服。

虫

虫属湿热熏蒸，肝木风化。虽有寸白长蛔、血鳖之类，亦因饮食误中，假血气成形，乘脏腑虚而侵蚀。

治虫攻心腹。取鳗鲡熟煮，淡食之，愈多愈佳，须细嚼其骨髓咽之方妙。

一方切薏苡仁茎二根，水七升，煮三升，空心服之，虫尽从大便出。

一方用苦楝根皮，煎汤饮之皆死，或去粗皮，留白，剉碎，以水一斗，煮三升，去滓，再入砂锅文武火熬成膏，五更酒下一匙，以虫出为度。

一方用楝皮二两，芜荑五钱，研末，水一盏，末一钱，煎二分，放冷，候发时服之。

一方取熊胆如豆大，和新汲水服，大效。

一方使君子，择肉新白者，二钱，用壳五分，槟榔一钱，水一钟，煎四分，空心服。又单煨使君子与食，而以壳煎汤下亦可。

一方五灵脂一钱（飞），白矾五分，水一盏，煎四分服。

一方用鹤虱为末，空心，温醋下，或肥猪汁下，虫当出，甚效。

一方用石灰二三钱，和鸡子煎饼，食前服之，少顷，虫从大便出。

一方取槐树木耳烧灰，如枣许，发时和水服之，不止，饮热水一升，虫自出。

治虫咬心如刺，口吐清水。取生艾汁隔宿勿食，先食香脯方寸匕，咀嚼勿吞下，令虫闻香，然后饮艾汁，虫自出。或以熟艾一升，水三升，煎半升，顿服。

治寸白虫。用酸石榴东南枝二两，槟榔、大黄各五钱，水二钟，煎一钟，露一宿，次日五更冷服。未服时，先烧猪肉一块嗅之，或口中咀嚼，勿食下，觉胸中攻攒[1]，即饮前药，每月须初三以前，虫头向上，可以用之，余日用之不效。

一方用金樱子东引枝剉二两，入糯米二十粒，水二升，煎五合，空心服。须臾泻虫。

一方以黑锡炒成灰，槟榔末，米饮下。

一方以青葙子绞汁，藜芦一两，杵末，以羊肉臛和之，日一顿服，甚效。

一方用龙胆草一两，去头，剉，水二盏，煎一盏，去渣，隔宿不食，平旦空心顿服。

一方用茱萸根，洗去土，切四两，水、酒各一升，渍一宿，平旦分再服，效。

一方七月七日采蒺藜子，阴干，烧灰，食前服方寸匕，日三服。

一方用雷丸，水浸软，去皮，细切，焙干，为末，五更初先食炙肉少许，便以一钱匕，稀粥一盏调服酒，上半月虫乃下。

一方用醋浸酸石榴东引根，切一升，水二升三分，煮八合，去渣，着少米作粥，空腹食之，虫即下。

一方用东引根一握，洗净，剉，水三升，煎半碗，去滓，五更初温服，天明取下虫一大团，永绝根。吃粥补之。

一方用川狼毒捣为末，每服一大钱，用饧一皂子大，砂糖少许，以水同化，临卧空腹服之，来日取虫为效。或蜜丸如麻

---

① 攒（zuān 钻）：通“钻”，钻入。

子大，明旦以浆水一合，空心服之，亦大效。

一方炒胡粉，令速焦，平旦作肉臛，以药方寸匕，纳臛中服之，立效。

一方用槟榔十个，向阳石榴皮七十片，水煎，露一宿服之，以下尽虫为度。

治脾胃有虫食即痛，面黄无色，疼痛无时，用石州芜荑仁二两，和面炒黄，为末。每服二钱，不拘时，米饮调下，立效。

治虫痛，面上白斑点，唇红痛则腹块起，按即散，五更嘈牙，关硬恶心，清水止，痛定便能食，时作时止，梦中啮齿，上半月虫头向上易治，下半月虫头向下难治。先日用炒肉，或肉汁香味，或糖食引虫头向上，当日细嚼炒香肉味，勿咽，即吐出，候虫头向上，却用结子苦楝树根白皮，取汁一盏，先捣烂温服，加槟榔一钱尤妙。或为末，酒调服亦可。

治虫令人好呕。取东行茱萸根大者一尺，麻子八升，陈皮二两。三物吹咀，以酒一斗，浸一宿，微火以薄暖之三遍，绞汁，平旦空心服一升取尽，或死或半烂，凡合药，噤声勿语。

治误吞水蛭，腹痛。取十里外黄土，酒二升，投土温服。盖虫喜酒，又得土则聚，再用承气汤下之，大妙。

一方以蓝淀汁饮之。

治误食发成虫饵。雄黄一剂，少顷其虫吐出。

治血鳖虫咬心腹疼。将鸡卵三枚，安瓷器碗中，用土牛膝七根捣烂，厚厚罨在鸡卵上，以好米醋浇碗内，浸三日夜，俟卵壳软时，入麻油在锅内熬之。病人空心，或饿肚，先闻其鸡卵之味，若摘破鸡卵，而醋多倾去些不用，如醋不多，俱就搅匀，倾麻油内，慢慢摊熟，一并食之，过一二时辰，方许食粥食，其虫皆化脓血从大便出。如再有此痛，不得除根，再照法制三枚吃之即好。或与追虫取积丸同用。

有人夏月过岭，大热困渴，遂饮水，后腹中坚痞如石。医遂以硝石及雄黄煮服之，立吐一物，鳞甲俱具，其病遂愈。

有一僧病噎，临死嘱徒剖胸喉视之，见一物似鱼而有两头，遍体肉鳞，置器中跳跃不止，时寺刈[1]蓝作靛，一僧以靛投之，即化为水矣。

治小儿虫蚀，下肛痒。取扁竹一握，切，水一升，煎五合，去渣，空腹饮之。

一方炒干漆、炒烟尽、白芜荑等分，为细末，米饮调下一匕至一钱。

治误吞水蛭腹痛。方见诸痛虫条。

治蚊虫，用木鳖子、川芎各一两，雄黄五钱，为末，蜜丸如芡实大，烧一丸。臭虫亦可用。

一方五月五日，取浮萍阴干，烧烟。

一方端午日午时，写白字倒贴柱上四处。

一方端午日午时，书“仪方”二字，倒贴于柱脚上。

治苍蝇方：元旦，将盐豉吞七枚，终岁食中不误吃苍蝇。

治蛇虫虎狼，凡入山林，默念“仪方”，则蛇虫不见，暗诵“仪康”，则不怕虎狼。

治菜园生虫。寻死蟹浸粪坑内，取粪浇菜，其虫即灭。

治下部阴虱。用生白果研烂，擦之愈。一治阴癣。

治头虱。将茶叶泡烂嚼之，和水银擦头，纳布裹二夜，除根。

辟臭虫方：用鸬鹚毛数根，放枕席下。

---

① 刈（yì 义）：割取。

一方用螺蛳壳放床底下，待虫进倾之。

一方用香椿树板数片作床箦[1]，永不生。

虫兽伤

治蛇鸟咬伤。用扁豆叶捣烂，敷之即愈。

治土虺蛇伤（又名秃虺蛇）。用半边莲捣汁饮之，渣敷患处愈。（其莲生水中，半边花者）

一方以独囊蒜、酸草捣汁，傅之。

治蛇及狂犬咬。用蚯蚓粪和盐研傅，神效。

治诸蛇虫伤毒。用青黛、雄黄等分，为末，新汲水调二钱服。

治蛇咬伤。用虾蟆一枚，烂捣碎敷之。

一方用黑豆叶，剉捣敷之，日三易。

一方用水洗净淡矾一粒，塞患处立愈。如肿，用六月芦根，不拘多少，生酒煎服，立消。

一方用五灵脂一两，酒洗，去沙石，雄黄半两，研细，酒调三钱灌之，渣涂咬处，良久再一服，神验。

一方用地榆生绞汁饮，及浓煎渍之，半日愈。

一方捣胡瓜傅之。

一方苍耳叶捣汁，加酒一盏服之，渣敷伤处，再用雄黄、蓝叶汁调点伤处，仍细细服其汁愈。

一方取两刀于水中，磨取汁饮之，治蛇毒入腹者效。

一方贴蛇皮于其上，灸之，引出毒气乃止。

一方茱萸一两，为末，冷水调，分为二服，立差。

---

① 箦（zé 则）：原指用竹片芦苇编成的床垫子，也泛指席子。此指床垫子。

一方用鲜白芷为末，新汲水煎麦门冬汤调下。

一方以牛耳垢涂之。

治虎犬蛇伤。用地榆根为末，服方寸匕，日一二服，再一以地榆根末傅疮上，甚妙。

一方杵小蒜汁饮之，渣傅其上。

治毒蛇尿着草上，人染之即肿痛肉烂，手足染之，指节堕落。研砒霜，和胶清涂之。

治蛇蝎毒，虫咬伤。以白矾溶化，热涂，内服末一钱，效。

治蛇骨刺人毒痛。用死鼠烧灰傅之。

一方用铁精粉，如豆大，以竹筒吹疮口。

治诸毒热肿，及蛇毒。用马兜铃根，水磨为泥封之，日三四易，立差。

治蛇入口中不出。用剪刀破蛇尾，纳生椒末三四粒，裹之立出。

虎伤人，饮香油一碗，将葛根汤洗伤处愈。

一方用蠐螬虫捣烂敷之，此虫似蚕而大，腐木中有之。

一方但饮酒，常令大醉，当吐毛出。

一方取矾末擦内伤处，裹之止痛，立愈。

治虎并熊爪甲伤。嚼栗傅之。治马咬亦妙。

治熊伤人疮。烧青布熏疮口，毒出，煎葛根汤令浓，洗疮口十度，并捣葛根为散，煮葛根汁服方寸匕。

治虎狼犬咬发。用干姜为末，掺疮上，立愈。

治疯犬伤毒。用大斑蝥二十一个，去头足翅，用糯米一撮，先将蝥七个入米内，慢火炒，勿令焦，去蝥再入七个炒焦，俱去之。又入七个，炒米色出赤烟为度，去蝥，将米研末，冷水入香油少许，空心调服，须臾又进一服，二便利下恶物为度。

腹痛急以青靛调凉水解之，或先用黄连甘草汤，待冷服，不可食热物，终身勿食犬肉。

一方急于无风处，含水嗍[①]去恶血，无血以针刺，小便洗净，百草霜、香油调敷。再用虀汁和姜汁，空心服，下恶物。疯犬亦然。

一方胆矾末敷患处，立愈。

一方取人粪新抛者，急涂之，方免后患，不然毒入人心，即不可救。切记，切记。蛇咬同治。

一方用杏仁，去皮、尖，捣烂，涂之愈。

一方以端午日午时，收百草捣烂，绞汁，和细石灰捏作饼子，阴干，两用俱效。犬咬者，洗去血敷之。治金疮同。

一方新牛粪封之，妙。

一方用斑蝥三个，去翅、足，研细，酒一盏，煎半盏，空心服，取下肉狗[②]，至四十个为尽。如欠少歇，数日同前再服。

一方急于无风处，以冷水洗净，即服韭菜汁一碗，隔七日又服一碗，四十九日共服七碗。百日内忌食咸酸，一年忌食鱼腥，终身忌食狗肉，方得保全，否则十伤九死。谚云：疯犬一日咬三人，止一人用此方得活，亲试其验。

一方南星、防风等分，为末，空心，以白汤下三钱，弱者二钱，疮口以紫苏煎汤洗。

治猘犬[③]咬人。捣生地黄汁饮之，并涂疮口，百度差。

一方乞百家箸，煎汁饮之。

一方取虎牙、虎头骨，刮末，酒服方寸匕。

---

① 嗍（suō 缩）：吮吸。

② 肉狗：指用斑蝥治疗狂犬咬伤后，泻出小肉狗样物体之意。

③ 猘（zhì 制）犬：疯狗。

治马咬伤人。取益母草细切，和醋捣，傅之。

治马咬人疮。有毒肿痛，以鸡冠血，着疮口中三度，牡马用雌，牝马用雄。

治驴涎马汗毒伤。白矾沸过，黄丹炒令紫色，等分，相滚令匀，合调贴患处。

治蚊虫，以鳗鱼干于净室中烧之，其蚊化为水。

治蜈蚣咬伤。用草纸捻纸条，不用油，烧火，烟熏伤处即愈。

一方用桑白皮汁，或地龙汁解之。

一方以手指于地上干处，书“王”字，纳撮土掺在咬处，即愈。

一方用鸡冠血，或鸡溏[①]粪涂之，俱可。

一方用铁锈磨水涂上，片时即止。

一方用桑汁、白盐和，涂之即愈。

一方生矾、枯矾等分，为末，调搽患处，如有血出或水出，以末掺之。

一方以灰苋叶擦之，妙。

一方用楝树枝、叶汁涂之，亦治毒蜂咬[②]伤。

一方用盐搓之，再用盐汤洗伤处。

一方香油点灯，熏患处。

一方取大蜘蛛一个，缚伤处，吸去其毒即愈。仍将蜘蛛放水边吃水，即不死。不止，更着生者。蝎伤亦可治。

---

① 溏：底本、清顺治序本、日本抄本均作“糖”，据文义改。丹波元坚校正日本抄本亦以为“糖恐溏讹”。

② 咬：底本、清顺治序本、日本抄本均误作“蛟”，据文义改。丹波元坚校正日本抄本亦为“咬”。

一方捣蜗牛取汁，滴入咬处。

一方用蛇含草捣傅上。

治蝎子伤人，痛不可忍。用手指在自己粪门上搓数下，患处揉之，立时止痛，极妙。

一方用半夏、白矾，醋调敷。蜂毒亦可治。

一方用黄丹醋调涂之。

一方用驴耳垢傅之。

一方以乌头末，醋调傅之。

一方用梳垢，水调搽，立差。

一方用乳香溶化涂之，妙。

一方用丁香末，醋调涂之。

一方嚼干姜涂之。

一方以井底泥涂之，温则易之。

治壁镜毒人必死。用白矾治之。

治蝼蛄咬人。用石灰，醋和涂之。

治蜂螫人。以蜂房末，猪膏和，傅之。

一方用人参苗，细嚼搓擦之。

治射工毒。用鬼臼叶一把，纳苦酒中渍之，熟捣绞汁，服一升，日三度。

一方取生茱萸茎、叶一把，断去前后，握用其中，熟捣，以水二升，煮七合，顿服之。

一方取赤苋菜捣绞汁，一服一升，日四五度。

一方取浮萍草日干，为末，酒服方寸匕。

治蚰蜒咬，形如大风[1]，眉须皆落。以石灰水浸身上良。

---

① 大风：麻风病。

一方煎盐汤浸之。

一方取鸡屎傅之。

一方用鸭嘴涎涂之。

治蜘蛛咬人，遍身生丝。以羊乳饮之，差。

一方取久臭尿浸伤处，仍炒乌雌鸡屎，浸酒服。不尔，毒入心不可救矣。

治天蛇毒（即草间黄花蜘蛛是也），人被其毒而为露水所濡，乃成似癞非癞之疾。以秦皮汁一斗饮之，差。

治花蜘深丝，绕人手足，人莫之觉，久则扎陷下去，有至断者，牛马尾蹄皆然。以白雄鸡血，乘热涂伤处自愈。昔有富人子，侵晨往园内净首，其阴茎上若有物束之，渐渐陷下，不断者仅一绳耳。医莫为计。有道人询其得病之由，以此法治之全愈。

治蠼螋毒（蠼螋，妖虫也。隐于墙壁间，尿射人影，令人遍体生疮，如汤火所伤）。治法以乌鸡翅毛烧灰，酒调傅之。麻油亦好。鸡为百虫所畏，故因以制之。

一方以鸡子清，四围涂之自愈。或烧鸡粪涂之亦可。

一方取楝树皮烧灰，和猪脂调涂之。

一方捣蘩蒌草汁涂之。

一方以盐三升，水一斗，煎六升，以绵蘸汤淹疮上。

一方捣蒺藜叶敷之。无叶子亦可。

治蜒蚰入耳。以麻油作煎饼枕卧，须臾其虫自出。

一方取驴乳灌耳中，则化为水。

治蚁入耳。烧穿山甲，以水调灌之。

一方用猪羊脂炙，令香，安耳孔，虫自出。

治飞蛾入耳。以酱汁灌之，又击铜器于耳旁，其蛾自出。

治百虫入耳鼻。捣韭汁灌耳中，立出。

一方以香油滴入即出。

一方以桃叶火熨，卷塞耳中，立出。

一方以鸡冠血滴耳中亦可。

治一切诸毒虫咬伤。用青黛、雄黄等分，为末，新汲水调下二钱匕，单用雄黄亦可。

一方用马齿苋捣傅之。

一方用紫草油涂之。

一方取大蓝汁一瓷盏，加麝香、雄黄少许，取一活蜘蛛投之，化为水，遂令点于咬处，即消。

一方用芋头叶捣烂，敷之愈。梗亦妙。

蜂毒。小便洗，香油搽。

中蛊毒

凡人家门限屋梁，无尘洁净者，多因蛊。若吃其饮食，下箸先暗。取一块留在手，吃无妨，出外潜埋于十字路上，则蛊反于本家作害，或食时让主人先吃，或问主人云：莫有蛊否。以箸筑桌而后食此。询诸本草中，治蛊者必以蛊疗蛊。然必知其名，乃可治之。如蛇蛊，用蜈蚣蛊；蜈蚣蛊，用虾蟆蛊；虾蟆蛊，复取蛇蛊治之。盖取其相制伏也。

验蛊毒，唾津在净水中，沉则是蛊，浮则非中蛊毒。在上膈胀痛，宜吐之，热水半盏，入胆矾末五分，以鹅翎探吐；毒在下腹胀痛，宜泻之，郁金末二钱，米汤调下，空腹取尽毒物，后以四君子调理。

预备方：用明矾、甘草等分，为末，每服二钱，水调服，吐出黑涎，泻出黑汁。

一方自小用猫肉食之，则蛊不能害。

一方用苏州荸荠大者，削去黑皮，将白肉晒干，研极细末，瓷罐封固，勿令泄气，到彼处饮食间，挑方寸匕或半匕，噙咽下，诸蛊即化为水。凡宦游蛊地者，不可不预为之防也。

治蛊，取土瓜根，大如拇指，长二寸，切，以酒半升渍一宿，一服当吐下。

一方用白鸽毛屎烧灰，以饮和服之。

一方取牡丹皮根为末，服一钱匕，日三服。

一方用槲木北阴白皮一大握，长五寸，以水三升，煮一升，分服，即吐蛊。

一方用甘草煮汁服之，吐痰出愈。若平日预服防蛊者，宜熟艾煮汤服，即内消，不令吐，神验。

一方用马兜铃根二两，煮汁服，即吐出毒。

一方凡入有毒之乡，饮食内先以犀角搅试，有毒即白沫竦[1]起，无沫即无毒也。

一方用败鼓皮广五寸，长一尺，蔷薇根五寸，水一升，酒三升，煮一升，顿服，蛊虫即出。一方有莨菪根。

一方用生玳瑁，水磨浓汁，服一盏，自解。

一方胡荽绞汁半升，和酒服之立下，神验。

一方用大戟，东引桃白皮，大火烘之，斑蝥，去足翅，炒，三件等分，为末，水服半方寸匕，其毒即出，不出更一服，蛊并出。若酒中得酒服，食中得食服，奇效。

治卒中蛊毒，下血如鹅肝，昼夜不绝，脏腑败坏，待死。欲知蛊姓名，用破鼓皮烧灰服，自呼名，治之乃去。

---

① 竦（sǒng 耸）：高耸。

治蛊吐血或下血，如烂肝。用苦瓠一枚，水二升，煮一升服，立吐即愈。

一方用苦酒一升，煮令消服，神效。

治中蛊，下血如鸡肝。以马兰根末水服，或用猬皮烧末，水服方寸。

治中食蛊，令人腹坚痛，面青黄变，病无常。用炉中铁精细研，捣鸡肝和为丸，如梧桐子大，食前酒下五丸。

一方桑木心，剉碎一斛，煮釜中，以水淹之，令上有三斗水，煮二斗，澄清，微火煎之，得五升，旦服五合，令吐蛊毒。

治草蛊，其状咽中刺痛欲死。用胞衣一具切，曝干，为末，熟水调一钱匕。

一方服麝香一钱匕，令吐蛊毒。

治飞尸游虫着喉中，气欲绝者。以鹅尾根去皮，纳喉中摩病处，令血出为佳。

治蛇及虾蟆等蛊。用蘘荷根汁三升，顿服，蛊立出，置之席下，则病者自呼下蛊之名。

治诸蛊在脏腑，久不差。用槟榔半两炮，捣为末，每服一钱至二钱，葱、蜜煎汤，空心服。

一方取燕屎三合，炒香，独囊蒜十枚，去皮，和捣为丸，如梧桐子，服三丸。

一方取蚯蚓十四枚，以苦酒三升浸之，蚯蚓死，但服其汁，已死者可活。

一方以茜草根、蘘荷叶根各三两，切，以水四升，煮二升，去滓，温顿服。

一方以扁豆、香薷各一升，水六升，煮二升，分服。（单用亦可）

治五种蛊。以楝树皮焙为末，饮调服二钱匕。

中诸毒

治开剥驴马，涎毒入肉，害人甚大。用赤柽条（即赤荆），火炙津出，以津涂之即差。

治食马肉毒。用芦根五两，切，以水八升，煮二升，分为三服，服之。

食牛羊马肉毒。大甘草，酒服，当吐泻，如渴，不可饮水，饮水必死。甘草浓煎汁服亦可。

治食马肝牛肉中毒。用人乳和豉汁服之，神效。

一方用省头香草，带根叶，多煎急服之。此草，江南人家多种之，夏月取至发中，头不秽气。高一二尺，尖叶多穗，穗上生淡色细紫花十余个者是。

治食自死六畜肉中毒。取柏末方寸匕服之。

治误食饮馔中毒。未审何毒，急用苦参汁，或犀角汁，或醋或酒，饮之便活。

一方取鸡屎烧灰，研末，水服方寸匕。

一方煎甘草荠苨汤服之，入口便活。

治中鸩毒。用葛根粉三合，水三钟，调饮之。如口噤，揭开口灌之。

治中鸠及鹧鸪肉毒。以生姜常常嚼之，自解。

治食蟹毒。用紫苏叶浓煎饮之，藕汁、蒜汁、冬瓜汁皆好。亦可治鱼毒。

治食鱼中毒。浓煮陈皮汁饮之。

治食河豚毒。以橄榄、芦根汁解之。

治鳝鱼、虫鳖自死、鸟兽及虾蟆毒。淡豆豉一合，新汲水煎服。

食鱼脍、河豚、犬肉，胀满不消。鲜芦根捣汁饮。

治食钩吻叶，似芹菜者，不治杀人。以荠苨八两，水六升，煮三升，为两服解之。

治中面食毒。用萝卜捣汁饮之。

治煤气感触，一时晕倒。急以清水灌之。

治合口椒闭住，气不降升，亦以水灌之。地浆水更好。

治一切毒。饮香油一盏解之。

治诸物毒。用白矾、细茶为末，各一钱，井水调服，得吐即愈，未吐再服。

治一切菌毒。掘新地窟，以冷水于内搅之，令浊澄，少顷取饮之。

一方用灶心土为末，凉水调三四钱，搅服妙。

治中砒毒。用早禾秆烧灰，新汲水淋汁，绢中滤过，冷服一碗，毒从下利，但饮食内犹可解，酒中难解。

一方地浆调铅粉，或豆豉汁解之。

一方用绿豆水解之。

一方用靛花水解之。

一方用蓝根、砂糖相和，擂水服，或少加薄荷汁，尤妙。亦可解巴豆毒。

治中金石药毒。用黑铅一斤，以干锅中熔成汁，投酒一升，如此数遍，候酒至半升，去铅顿服之，差。

治金石药毒，发于背。取金星草根叶一分，用酒一大盏煎服。如不饮酒，将末一二钱，新汲水调服，以好为度。

治鼠莽毒。用枯明矾同好茶末少许，新汲水调服，累验。

治藜芦毒。煮葱汁服雄黄末。

治雄黄毒。防己汤饮之。

治半夏毒。用生姜汁解之。

治附子毒。黑豆汁、防风汤，田螺捣碎，调水饮俱效。

治一切药毒。胆矾为末，糯米糊丸，如鸡头大，以朱砂为衣，当以朱砂养之，冷水化下一丸，诸毒即解。

一方用蜂房、甘草等分，为末，水二碗，煎八分，令温，顿服。

一方用葱白煎汤一碗，调玄明粉二钱，顿服之，毒立泻下。

一方用黄连、甘草解之。

一方用甘草、黑豆、淡竹叶等分，剉碎，水一碗煎服，愈。

一方用五倍子二两，研细，酒调服。毒在上即吐，在下即泻，俱愈。

治服药过度，烦闷欲死。捣蓝取汁，服数升。无蓝，浸青绢取汁饮亦佳。

一方烧犀角末，水服方寸匕。

治诸药相反中毒。用蚕蜕烧灰，细研一钱，冷水调下，顿服取效。虽面青脉绝，腹胀吐血，服之立活。

一方用巴豆，去皮，不去油，马牙硝等分，合研成膏，冷水化少许服，差。

一方刮东壁土，以水三升，调饮之。

以上解毒药，俱宜凉服，若热服则毒愈盛。慎之。

卷之五

疮疡门

夫疮疡者，有阴阳表里虚实，及风热湿热，皆气血不和而致也。然初起者，宜发散疏导，已成者，则托里排脓毒，气盛者，护心健胃为要。

痈疽总论

此等之症，皆脏腑蓄毒不流，非独气血壅塞发也。发于喉舌者属心，皮毛者属肺，肌肉者属脾，筋爪者属肝，骨髓者属肾。在下者阴毒，在上者阳毒。内曰坏，外曰溃，上曰从，下曰逆。属腑者易治，属脏者难治。浅而大者曰痈，深而恶者曰疽。法宜审症而治。

杂说

凡痈疽，初起有红晕，其红晕中有黍米大白点，或只有红晕而无白点者，俱宜服药，使其毒从顶而出，不令别处再发为妙。

凡人患痈疽时，平生曾患过等病，至今复一二见症。如曾病疟，今必见疟；如曾病脚气，今必见脚气。倘见此症，宜依标本治之。

病时忌怒忌疑惧，忌身体不洁之人来看，忌鱼羊、烧酒、面食、生冷瓜果、腌藏等物。疮敛口，百日后不作渴症，方可入房。又不可问疾吊丧，犯之者复发。慎之，慎之。

凡痈疽，最忌发汗，恐表虚不结脓，后必难治。

凡病人床，宜设室中央，四面不要靠壁，床下仍须系雄鸡一只，以防蜈蚣中伤。

凡痈疽，有五善七恶之症。如烦躁嗽渴，腹痛泄泻，小便如淋，一恶也；脓血太泄，肿焮尤盛，脓色败死，疼痛不止，二恶也；喘粗气短，恍惚嗜卧者，三恶也；目视不正，黑睛赤肿，瞳子上看者，四恶也；肩项不便，四肢沉重，五恶也；不进饮食，服药呕吐，食不知味，六恶也；声嘶色脱，鼻青赤，面目四肢浮肿，七恶也。痛息自宁，饮食知味，一善也；便利调匀，二善也；脓肿自消，色鲜不死，三善也；神采精明，语声清朗，四善也；体气和平，五善也。若五善见二则差，七恶见四则危。

蜡矾丸：凡痈疽已成，即服此药，护心止痛。黄蜡、白矾，以铁勺盛蜡，置灰火上熬化，生布滤过，冷，秤一两下勺再熬化，入极细矾末一两，搅匀取出，为丸如绿豆大，食远，百沸汤下八九十丸，服三日止，每日一次。诚外科之圣药也。

忍冬丸：忍冬，即金银花，一名老翁须，一名左转藤。开时摘取花数斤，晒干，听用，临时将晒干花一斤，同粉草二两，共为细末，无灰酒打面糊为丸，酒下八丸、十丸，不拘时服，每日服三次。如闲常无事，摘金银花四斤，趁湿，水洗净，入石臼中杵烂，置大瓦罐内，入井花水三碗，无灰酒三碗，调稀，煎十余沸，药性出取下，生布滤去渣，汁入罐，再煎成膏，滴水不散。又将一斤焙干，用粉草二两，共为细末，取膏掺入末内，以酒打面糊和，入石臼中杵一二百下，丸如绿豆大，食远，酒下八九十丸，此药得酒良。不饮酒者，百沸汤下。

凡人将发痈疽恶毒，半年前或一年前，必常上自觉口干作渴，思饮茶水或食已即饥，名为中消。倘有此症，后发背必难疗。急须日服忍冬丸可免，纵不免，必可治疗。

治痈疽方：用连钱草捣烂，水调涂之。

一方用乱发、蛇皮合烧为末，酒服方寸匕。

一方春月取皂角刺，一半新，一半黑者，不计多少，晒干为末，食后酒调一二钱匕。

一方杵蜀葵末敷之。

一方取白鸡翅，下第一毛，两边各一茎，烧灰，水调服。

一方用露蜂房，一层入白矾在内安上，以火熔飞过，为末，油调敷之。

一方取菖蒲捣贴之，干者以水和捣敷之。

治痈疽发背，及诸无名肿毒，并瘰疬、马刀疮。用夏枯草，去根连茎叶，捣汁煎成膏贴之。未成者自消，已成者自破。

一方鹅毛烧灰存性一两，白矾三钱，共研末，米糕丸如桐子大，酒下三五十丸。

金银花汤：专治痈疽、发背及一切无名肿毒、乳痈便毒等症，不问已溃，未溃，初起采金银花连梗叶，取自然汁半碗，老酒半碗，煎八分服之，其滓敷毒上。如无收下，用干花梗一握，水、酒各半碗，煎服，能败毒托里，散气和血，极妙。

治极毒疽疮，凡手指及诸处但疮，将发觉极痒不可忍，及身热恶寒或麻木，此极毒之疮。一时医药不便，急用针刺破痒处，挤去恶血数次，候血出尽，方用口噙凉水吮之，水温换水再吮，必候痒痛皆止即愈。吾乡有人患疮，患手指痒至肘后，依此愈。

治一切痈疽发背，诸肿毒。以酒一斗，浸炙甘草四两于空瓶中，再以黑铅一斤熔化，倾酒瓶内，却出酒于别空瓶，复取铅照前熔之，凡九度，并甘草去之，令病者饮其酒醉寝，即愈。

凡一切痈疽发背及诸恶毒，未成疮，不可辨者，若阳滞于阴为痈，痈则皮光，阴滞于阳为疽，疽则皮皱不润。治宜以醋湿纸贴上先干处，是毒气发越处，用艾灸此处，或切独蒜（大蒜亦可）如钱厚，（生姜亦可）贴其上艾灸之，痛者灸至不痛，不痛者灸至痛，借火气以拔其毒，百试百验也。

一方以核桃破开，去肉，将壳磨平，纳干人粪在内，合疮头上，壳四围湿面封固上，用松松艾丸灸之，觉热痛再换。毒之红者，当时见效，且不痛伤肉，多灸愈妙。

治痈疽恶疮疖，发阴处者，欲使毒气不攻心。用牛皮胶，透明者，四两，酒一碗，入胶在内，隔汤煮，待胶化搅匀，和酒随意饮，以醉为度。不能饮者，用白滚汤和胶饮尽为度。此方活人最多，未溃者，以水浸胶软，贴当头自溃，已溃者贴之，脓被胶急撮尽出。

治痈疮及贴骨痈不破者，不用针刀，一服自透。用蛾口茧（乃出了蛾儿空茧）一个烧灰，以酒调服即透，切不可用两三个，若服两三个，便就有两三个口。

一方用葵子一粒，新汲水吞下，须臾即破，如要两处破，服两粒。要破处多逐粒加之。极验。

一方取白丁香（即麻雀粪）唾粘在肿疖软处，自穿一头，若粪尖而坚者，乃雄鹊粪，方妙。

治痈疽发背，乳房初起微赤。用苎根捣敷之，数易。

治痈肿发背风疹。用芭蕉根捣敷，干即更上，日易三四次差。

治恶毒痈肿连阴，及小腹痛不可忍者。用尚香苗叶捣汁一升服，日二次，其滓贴肿上，冬间根亦可用之。极效。

一方以醋和豉汁研如膏，敷痈上，燥则易之。

治痈发数处。以牛粪烧灰存性，鸡子白调敷，干又易之良。

一方以槐米一两，炒黄色，用核桃十个，火煨，合槐米，酒一碗煎半碗，仍浸酒半碗服之，令暖处卧，汗出遂差。

一方用牛耳中垢，封之愈。

治痈肿未溃。用人中黄干末，麝香各半钱，同研细，撮一豆大，津唾和贴疮心，醋面钱子大，贴定，脓溃去药，效。

治痈疽生臭恶肉。以白 蔄 茹散敷之，肉尽便停，以膏药贴之，若不生肉，以黄芪散敷之，仍不尽者，以漆头赤皮、蔄茹为散，用半钱匕，和白 蔄 茹散三钱匕合敷之。(蔄 茹，三月生，苗叶似大戟，苍黄色，根如萝卜，皮赤黄，肉白，断时汁出，凝黑如漆）猪肚丸：杵黄芪，罗细，不时温水调下。痈疽皆可。

治痈疽烦困。生楸叶十重贴之，布裹，缓急得宜，日三易之。止痛消肿，干者，临时盐汤沃润用。

治痈肉如眼，诸药不效。取附子削如棋子，安肿上，以唾贴，用艾火炙之，附子欲焦，复唾湿炙之，如是者三，令附子热气入内即差。

治痈疽脓血，经年不止。用地骨皮，不拘多少，洗净，将上面粗皮刮下，搓做一裘，又将细白瓤搓一裘，同煎汤淋洗，令脓血尽，以细瓤贴一二日，结痂而差。

治痈疽口不合。取鼠皮一枚，烧灰，细研，敷疮上差。

治附骨疽及鱼眼疮。取狗头骨烧烟熏之。

一方用露蜂房、头发、蛇蜕等分，烧灰存性，研末，酒下三钱。

治附骨痈。以蜣螂七放，和大麦捣烂封之。

治甲疽，胬肉裹甲，脓血疮痛不差。凡此疮，须剔去肉中甲，不治亦愈。或已成疮不差，用乳香末、胆矾烧研，等分，傅之消愈。

治阴头痈。以乌贼骨末粉，傅之良。

一方取鳖甲一枚，烧令黄，研末，鸡子清和，敷之良。

一方以蜜煎甘草，涂之良。

治石痈，坚硬如石，按之不痛，但觉木闷。用商陆草根捣烂敷之，如干又换，直至疮软为度。仍用托里散坚之药服之愈。

治对口疮。用野苦荬数根，生姜三片，捣汁，和酒服，渣敷患处，一二服愈。如已溃脓，取韭菜地上蚯蚓泥捣细，凉水和敷，日换三五次，即愈。

治大赫疮，此症宜防毒气入心腹。用枸杞子煎汁饮之，立效。

治红丝疮，一名血箭疮。其疮起于手者，顷刻红丝长到胸边，起于足者，顷刻红丝长到小腹边，即死。须于初起之时，红丝两头俱将绳线缚住，即将疮头上刺出毒血，后嚼浮萍草，敷之愈。

治悬痈生谷道、外肾之间。初发甚痒，形如松子，渐至胡桃大，一破大小便从此而出，不可治矣。用横纹大甘草一两，截长三寸许，取山涧东流水一大碗，余水不可用。以甘草入水，文武火慢煮三时许，水尽为度。擘看草中润温，却以无灰酒两碗，煮至大半碗，作一次温服之。初未便效，至二十日方消。可保平安。此方书所不载也。

治疮毒，呕吐恶心。用干胭脂半钱，绿豆粉三钱，研匀，新汲水调下，只一服立止。

治诸瘀血不散成痈。以庵蔄蒿绞汁一升服之。

治游肿诸毒。以白芥子为末，猪油和如泥，敷之。

治鱼脐疮毒肿。用瞿麦烧灰，和油敷肿上，甚妙。

治下部肿毒及百日疮、鱼口疮。用鸡子三枚，头上开一小孔，倾出清少许，将去壳蓖麻子七粒，研如泥，入其中，用纸糊孔，再加纸数重，勿令泄气，以慢火煨之，时常移转，勿令炮焦，以黄熟为度，空心，好酒送下一枚，午饭后半饥，如前吃一枚，上床时再吃一枚。百发百验。

治一切肿毒，痛不可忍。用生明矾为末，壮人五钱，弱人三钱，以大老葱一握，煮汤三碗，一碗顿温，调矾末，通口吞下，随以二碗热葱汤饮之，厚被取汗即愈。疮溃一服，缘边起皱，自然归束，随以清热养血药理之，无不安者。或以矾、葱为丸，每服三钱，温酒调下亦可。或遍身生疮，状如蛇头者，尤宜服之。

一方蓖麻子，去壳，研，傅之妙。

一方重阳取芙蓉叶，端午取苍耳叶，烧存性，等分，为末，蜜水调敷周围，其毒不复走散，名铁井栏。

一方刮紫檀末，醋和，傅肿上。或烧棘针作灰，水调服之。或用商陆根和盐少许，傅之。或烂捣红花，取汁服之，不过三服，效。

一方取蔓荆根大者，削去上皮，一握，盐少入，讫捣傅肿上，日二三度易之。若失治有脓，取蛇蜕皮末，水和傅之。

一方取苍耳汁渍之，或用苍耳子为细末，热酒调服五钱，初发极妙。

一方和猪膏、羊尿涂之。

一方用蚯蚓粪，和盐、醋调涂。

一方用独蒜二个，烂研，和生麻油涂疮上，干即换，痛立止。

一方陈小粉炒黑、五倍子各等分，碎，炒褐色。上为细末，好醋调敷。赤肿用蜜水调敷。

一方用五倍子一味，蜜炙干，为细末，醋调敷。

一方用五倍子、大黄、黄柏，上等分，为细末，新汲水调如糊，日搽三五次。

一方取年久烟熏陈壁土，并蒲黄蕊，等分，捣罗为末，生姜汁拌成膏贴之，以茅香汤调下一钱匕。

一方用米醋煮肥皂，烂研，厚涂之，纸花盖，干则换。

一方用倒挂梁上尘二条，韭地蚯蚓泥少许，生蜜和，捻作饼如钱大，阴干，临用以蜜水调敷。

一方用赤小豆作粉，井水调敷愈。醋调亦妙。

一方用牛膝根捣烂，傅之。

白玉膏：治一切无名恶毒，及风湿汤火等疮。腊月腊日，用猪板油，不下水，不见盐者，一斤，熬去渣，贮瓷瓶，再用白蜡半斤，化匀，候入油，又用好樟脑四两，搅匀，密封勿令出气。临用先将花椒、葱白、甘草煎猪蹄浓汤，洗去恶肉，然后用无灰绵纸做膏贴之。

百草膏：治一切恶疮，不问干湿痛痒，年深日近，百药不效者，羊粪二三十粒，置瓦上，四围炭火烧烟住火，箸钳于地上，盏覆存性，罗成白灰，研细，筛去沙土，麻油调敷。痒入轻粉，痛入麝香少许，即效。

治手足忽肿痛，名代指。用乌梅仁杵碎，以苦酒和，将患指清其中，须臾差。

一方用猪蹄一具，合葱煮，去渣，纳少盐以渍之。

一方用米浆水加盐少许，乘热浸，冷则易之，数时差。

一方煮地榆皮汤渍之，半日愈。或煎浆水，和少盐渍之，冷则易之。

治天蛇头，即指头上疮。昔一人患此，痛楚不可当，遇一翁以水蛇去头尾，用中一段，如其指长，去骨肉，取皮裹其指，不令之见，又以纸裹皮，顿觉半身凉快，至疮即愈。数日后病者见之，急扯去蛇皮，手指有一沟如小蛇，然视蛇皮内，宛有一小蛇，头目俱全。

一方用人粪杂黄泥捣之，裹患处即安。

一方用金头蜈蚣一条，雄黄一钱，研末，先以艾烧烟，用竹筒罩烟，将手入竹筒，熏片时，再将前末掩上，五日差。

一方用蒲公英、金银花阴干，为末，酒服三钱，或酒煎亦妙。诸恶毒疮皆可用。

一方用生黑豆为末，却将大栀子壳一个，入末，于内笼缚在指头上，即愈。

治手足指头害久不愈。用雄黄研水，涂数次即愈。

治虎口毒，人大指、次指中忽生肿毒，不治烂手。用鲜蟹捣烂，涂患处自消。

治手足心肿。用椒、盐末，等分，醋和傅之。若酸痛微肿，用乌麻五升炒，碎之，酒一升浸一宿，随多少饮之。

治诸疮疖孔内凸出胬肉。取乌梅肉捣烂，加蜜少许，摊膏，贴之即消。或用乌梅烧灰存性，研末，掺上亦可。

治一切疮口久不合者。露蜂房、蛇蜕皮、乱发，各烧灰存性，研末，每味一钱，调服下。

一方以旧网巾烧灰傅之。

一方用霜梅、雄黄，捣烂敷上。

一方用梁上尘、葵茎末，醋调敷上。

一方用血竭、密陀僧末，傅之。

一方用白矾、绿矾等分，先以白矾飞动，入绿矾飞定，为末，拔之自生肌肉，甚效。

一方用寒水石烧透，入黄丹少许，如桃花色，加滑石、赤石脂，共为细末涂，大效。

治四时腮肿，名曰痄腮。用赤小豆一合，为末，或醋或鸡子清，调搽患处。亦可治发背。

一方用陈石灰为末，好醋调搽。

发 背

背者，诸阳之俞，生正中者，为真背，余为搭背，乃厚味酿成。暴怒触发热毒内结，血气不行，故乘太阳虚，从背俞而发，名曰发背。

治发背服药方：昔桐庐守母病，祈祷吕纯阳授以灵神宝膏，用栝楼五枚，取子，乳香五块，如枣大，二味各细研，以白砂蜜一斤，同熬成膏，每服三钱，温酒化下服，即愈。后以之施人，立效。

一方于初发时，用锦纹大黄一两，酒洗，水煮服。凡胃气强，饮食厚大腑坚，所先必用者，但漫肿不发起者，不可用。疮溃者，当太补气血，亦不可用。

一方用穿山甲四枚，牛皮胶四两，瓦上烧存性，研细，以酒二碗调匀，从容服尽，极效。单用牛皮胶，如法服之亦好。

治发背及一应无名肿毒，不问已成未成，或红肿。用槐花，拣净四两，炒热，加酒二碗，煎十余滚，去渣热服。未成者二服，已成者三服，即消。

一方取金星草和根净洗，慢火焙干，称四两，入生甘草一钱，捣末，分四服，每服用酒一升，煮三四沸，更以冷酒二三升，同入瓦器中封固，时时饮之，忌生冷油腻。

一方治背疮疑似者，取秦艽，牛乳煎服，当得快利三五行，差。

一方取伏龙肝末，以酒调厚，傅其上疮口，干即易，不日平伏。

一方用黄狗下颌一副，烧灰存性，三两，白蔹一两，蚕豆末一两，上三味合为末，以米醋调匀，涂疮留顶。初发者消，已发者黄水流尽，即愈。后仍须服中流。

一方庶免后患，此方亦秘传，神验也。

一方不论已溃未溃，日籂日小，用大个川乌，为极细末，黄柏亦为极细末，与川乌等分，用猪胆和周围于毒处，露顶，药干又换涂之。或以米泔水浸之，照前三方内外治之，百中无一不效也。二味俱炒。

一方用龙牙草些小，水和捣汁饮之，渣傅疮上即愈。

一方用石韦炒末，冷酒调服。

一方用粪缸内底上青泥，取出阴干，为末，以新汲水调傅其上，痛即止。

一方用番百草（即海菖蒲）和根捣烂，罨患处，立效。

一方用生姜汁、猪胆捣匀，贴疮上，仍磨好墨围涂，即效。

一方以人屎烧作灰，醋和如泥，傅肿处，干即易之。

一方捣鸡肠草傅之。

一方取冬瓜，截去两头，合疮上，瓜当烂，截去更合之，瓜未尽，疮已敛小，即用膏药养之。

一方取白马齿烧灰，先以针刺疮头开，即以灰封，用湿面围肿处，后以好醋洗去灰，根出。

一方用针挑四畔，以白僵蚕为散，水和傅之，即拔出其根。

一方取香豉三升，水少许，捣成泥作饼子，厚三分，以上有孔，勿覆孔上，无孔者，布豉饼，以艾燃其上，灸温热，勿令破肉，如热痛即急易之，一日三度。如先有孔上出汁即差。已溃未溃者，俱可治。

一方用活蜗牛一百个，纳净瓶中，以新汲水一盏浸之，封系，自晚至明，取蜗牛放之，其水如涎，将蛤粉调鸡翎扫疮上，日十余度，痛止疮愈。

一方就地掘一孔，旁掘一孔通风，令病者以肿处覆穴孔中，令人噏[①]三五度，觉热即易，仍以物籍地，盖地土收敛其毒易愈。

昔有人患背疽已溃，如碗面大，视五脏仅隔膜耳。自谓必死，用大鲫鱼一枚，去肠，以羯羊粪入其中，烘焙焦黑极燥，为细末，干掺之，疮口遂收，至今无病。

屡用有效，须候脓少，欲生肌用之。

疔肿

疔疮者，其形如疔盖之状，刺之不痛，无血。此症是邪毒结于中，而乘各经之虚，以发于外。如太阳经虚者，从背而出；少阳从鬓；阳明从髭。治之者大要，明托里疏通荣卫二法可也。

治疔肿垂死，用菊叶一握，捣绞汁，入口即活。冬用根，极验。

一方用磁石为末，好醋和，封肿上，根即立出，差。

---

① 噏（xī 西）：吸。

一方端午采豨莶草为末，酒调半两服，汗出而愈。或加乳香少许，生白矾末一匙，好酒一钟，调服。忌凉水、鱼腥。无干末，用新草捣汁，尤好。

一方捣益母草，绞汁一盏服之，渣傅疮上，自内消。

一方用荆芥一把，水五升，煮三升，冷分二服。

一方以水调白蔹末傅之。

一方用附子末，醋和涂之，干则易之。

一方用苍耳草根、茎、苗、子，但取一色，烧灰存性，研细，好米醋，泔澄定，和如泥。先用针挑破疮，涂上厚二分，干即易之，不过十次即拔根出。须先针破涂之。或和童便，绞汁服之，极效。

一方用蚕蜕壳、僵蚕等分，为末，醋调涂疮口，根出，效。

一方取铁浆，每饮一升，立差。

一方用蜣螂心一味，先以针刺疮心及四畔，涂之贴疮半日许，可再易，血去根出遂愈。忌羊肉。（蜣螂心，腹下取之，肉稍白者是）

一方取蒺藜子一升，烧灰，醋和如泥，封头上，如破去之。

一方用白姜石，和鸡子清傅之。

疠　风

疠风者，是受天地间杀物之气，最为可畏。须分上下治之。盖气受在上，血受在下，两受则上下俱发，总不外乎阳明一经。阳明经者，胃与大肠所属，以其无物不受故也。是以上取涎血于齿缝中出，下取秽物虫积于谷道中出。靡有不安者矣。

大风神效第一方：桑柴灰淋汁洗头面，大豆、绿豆研取浆，再添熟水，三日一浴，一日一洗面，用生柏叶蒸，晒干，白胶香等分，末，水丸，姜汤送下，日三服最效。

一方取黄老茄子，不计多少，以新瓶盛贮，埋土中一年，茄化为水取出，入苦参末，同丸如梧桐子大，食已及未食时，酒下二十粒，甚效。

一方用蚺蛇胆及肉食之，三五日便效，百日平复。

一方用苍耳草，端午或六月六五更，带露采，捣烂，绞汁熬膏，用斤半鲤鱼一个，剖开，不去肠肚，入膏子一锭在内，用线缝之，以好酒二碗，慢火煮干为度，令病者吃尽鱼，不过三四个即愈。淡一百日。

一方用经霜皂角刺，不拘多少，为极细末，空心，酒调一钱服，隔一日服一次。

一方以乌蛇浸酒罂[①]中半月，时时饮之愈。

方用硝石一大两，生乌麻油二大升，纳铛[②]中，上用盖盖铛口，纸泥固济，微火煎之，药未熟时气腥，候香气发即熟，更以生麻油二大升和合，又微火煎熟，纳不津器中，室中重作小纸屋，屋外燃火，令患人在纸屋中发汗，每服一大合，日两服至二七日，头面疮疱皆灭。

一方取白艾蒿十束如升大，煮取汁，以面及米，一如酿酒法，候熟稍稍饮之。

一方用葎草一担，水二石，煮一石，以渍癞，三作差。

一方取松脂净洗，研为末，炼蜜丸，服二两，饥即服之。日三服，鼻柱坏者，百日差。

一方用苦参五升，细切，好酒三升浸三十日，每次一合，

---

① 罂（yīng 婴）：古代盛酒或水的瓦器，小口大腹，较缶为大。
② 铛（chēng 称）：古代的锅，有耳和足，用于烧煮饭食等。

日二服，常服差。

一方取马鞭草，不拘多少，为末，以荆芥薄荷汤调服。

一方用地肤子（即扫帚草子）半升，煎汤，频浴，数次断差。诸恶疮亦效。

治癞风，手足弯曲，肢节痛不可忍。用草麻子一两，去皮，黄连一两，剉如豆，以小瓶子入水一升浸，春夏三日，秋冬五日，后取蓖麻子一枚，擘破面，以浸药水，平旦时一服，渐加至四五枚，微利不妨，瓶中水少更添，屡效。忌动风物。

一方取白蜜一斤，生姜二斤，捣汁，先将铜铛秤过斤两，再下蜜于铛中，消之又秤，知斤两下姜汁于蜜中，微火煎，令姜汁尽，秤蜜斤两，在乃止，药已成，久病癞者服枣许大一丸，一日三服，酒饮任下。忌生冷臭物及醋滑，功效甚多。

治大风癞疾，肉败眉坠，身体痒痛。用马先蒿炒为末子，每日空心，食前及晚，温酒调三钱匕，日三服。

一方用云母煅粉为丸服，极效。

治大风眉发尽落，肌肤腐溃。取长松，杂甘草、山药煎服，毛发俱生，颜色如故。（长松，生古松下，皮色如荠苨，长三五寸，味微苦，类人参，取根饵之，清香可爱，无毒）

一方用皂角刺一二斤，烧灰，蒸久晒，研为末，食上浓煎大黄汤一钱匕，服旬日复故，更加精彩。（同上）

一方以浮萍煎汤浴浸半日，大效。凡一切恶疮俱可治。

一方用侧柏叶，九蒸九曝，为末，炼蜜丸如桐子大，日三服，夜一服，熟水下五丸，十丸亦可。百日令眉耳再生。

至圣丹：治大麻风之不可治。取死人蛆入麻布袋中，诣急流水略摆去秽气，挂烈日中晒燥，为末，少加麝香，酒糊为丸，如弹子大，每用黄酒一瓯[1]或半瓯化下一丸，其人即瞑眩[2]，不省人事，慎勿惊讶，待其自苏即差。

瘰疬

此症多因恚怒忧思恐惧，或饮食中有虫鼠之毒，而夹风热以发。其本在脏，其末或见于颈项胸臆之间，累累相连者是也。

治疬疮。用野栗子（一名追栗），苦丝瓜，连皮、子，各烧灰存性，等分，为末，菜油调敷。不可入口。

一方取白僵蚕为散，水服五分寸匕，一月差。

一方七月七收麻花，五月五日收叶，二件作炷子，于疬上灸百壮。

一方捣商陆根，捻饼子，置瘰疬上，以艾灸药上三四壮。

一方马齿苋阴干，烧灰，腊月猪油和敷，先暖泔浸洗，拭干再敷，或用靛花捣烂，日逐搽二三次，效。

一方用牡蛎煅红，取置湿地上，纸衬出火毒一宿，秤四两，玄参三两，捣罗为末，面糊为丸如桐子大，早晚食后、卧时各服三十丸，酒下，药尽除根。

一方有甘草二两，乌药、黄芪各三两。

一方用海藻一斤，酒一升，浸数日，稍稍饮之。

一方用黑牛皮胶溶摊作膏药，贴患处，已溃，将前胶搓作灯草，大一寸长，频作溃处，频换频拭，即愈。

一方用生芝麻、连翘各等分，为末，频频食之。

一方取铅三两，铁器中熬之，久当有脚如黑灰，取此灰和，

---

① 瓯（ōu 欧）：杯、碗之类的饮具。

② 瞑眩（mìng xuàn 名炫）：指头晕目眩。此处指服药后出现的头晕目眩的强烈反应。

涂疮上，仍以旧帛贴之，数拭，帛上污汁又贴。如此半月，不痛不破，自内消。

一方取金丝桃蕊，大者，连枝带叶摘下，用阴阳瓦浆炙干，空心，清茶嚼下蕊七枚。服至七日，男觉阴囊作痒或痛，女觉乳痒或痛，即用防风通圣散饮二三服，俱消。其蕊须用蕊边有四个叶者乃妙。

一方用蓖麻子炒熟，去皮，临卧嚼下二三枚，渐加至十数枚愈。

一方取水蓼子炒碾为末，薄酒调二三钱服，服久自效。

一方用瓷碗为末，香油调涂亦可。

一方用胡桃肉烧黑，和松脂捣傅。

一方用夏枯草六两，甘草一钱，食后茶清调二钱服。

一方秋分前后平旦，旋摘楸叶十五斤，水一石，净釜中煎三斗换釜，煎七八升又换，煎三四升即成煎，纳不津器中。凡患者，先取麻油半合，蜡一分，酥一分，栗子大，同消如面脂，又取杏仁七粒，生姜少许，同研细末粉二钱，同入煎中搅匀，涂疮上，经二日乃拭，二日一度，拭却更上新药，不过五六度，必作头生肌，未破者即内消。采药及煎合时，勿令人知。

一方用生玄参研烂傅之，日二易。

一方用何首乌如鸡子大者，洗净，生嚼，常服。又取叶捣傅疮上，数服即止。

一方用牡蛎四两，甘草二两，为末，每服一大盏，食后蜡茶同点，日三服，甚效。

一方取大蜘蛛五枚，日干，细研，酥调如面脂，日二贴之。

治瘰疬敛生肌方：用黄柏，不拘多少，为末，面糊涂患处，甚妙。

治痰核。用南星、乌头为细末，姜汁捣膏敷之。

治核肿痛，未出脓。以柏叶着肿上，又炒盐亦着肿上熨热，气下即消。

治疬疮脓水不绝。以热牛屎傅之，二日良。

一方取白鲜皮煮汁，服一升。

肺 痈附肠痈

咳嗽脓血，胸中隐隐痛者，为肺痈。脉紧数而实者，脓未成。滑数者，脓已成。咽燥不渴，时出清唾腥臭，日久吐脓如粳米粥者，皆其症也。

治肺痈。桔梗、甘草各二两，炙，以水三升，煮一升，分再服。朝暮吐脓血差。

一方用绿橘叶捣烂绞汁服之，吐脓血出差。

一方用柘黄一味，井水磨服，以愈为度。（柘黄者，柘树上所生簟厚大而色黄者是也）

一方用陈年芥菜汁煎一滚，照上清者，频频呷之愈。

一方用黄芪六两，剉碎，水三升煎，顿服。补肺排脓甚妙。

治肺痈，气喘不得卧。用葶苈子三两，炒黄，为末，丸如弹子大，每服用大枣二十枚，水三升，煎取二升，纳一弹丸，再煎至一升，顿服之。

一方取桑皮好者，洗过，熟蒸一宿，晒干，研末，水调二钱服之。

治肺痈，胸中甲错者。苦酒煮薏苡仁，令浓，微温顿服之。有血当吐差。

一方取夜合皮掌大一枚，水三升煮，取分再服。

治肠痈方：用雄鸡项毛并屎，烧作末，空心，酒服排浓愈。

一方研瓜子末三升，水三升，煮一升五合，分三服。

一方云母膏一两，丸如梧子大，以牛皮膏溶入酒中，并水下之，饷时服尽，下脓血安。

又灸法：屈两肘正灸肘头锐骨各百壮，则下脓血差。

治腹痈，腹有脓。用薏苡仁十分，附子二分，败酱五分，共捣为末，取方寸匕，水二升，煎一升，顿服。小便当下愈。

火丹　风疹

治五色丹，名游肿，犯此者多不救。研黄牛粪极细，凉水调敷，干则易之，湿粪尤妙。

治火丹，用黄鳝头上血涂即愈。冬月无者，以螺蛳肉捣烂绞汁涂亦可。

一方用润火草（一名龙虎草，似马牙苋，但叶大梗高，水洗净用）捣烂绞汁，敷患处，干易之，不过五六次愈。

一方京墨、醋，研浓搽上。

一方用大黄磨水，频刷上。

一方用蓝靛傅之即消。

一方用赤小豆作粉，醋调敷即消。

治小儿赤丹不止。用胡荽绞汁，傅之差。

一方取土蕃黄采粉、鸡子白和傅，干则易之。

一方以柳叶一斤，水十升，煮三升，去滓，洗赤处，日七八度。

一方捣景天草如泥，傅丹上，加珍珠末尤妙。

一方水中苔捣如泥傅之。

一方杵马齿苋傅之。

一方取蛐蟮屎，水和泥傅之。

一方取巴豆二两，捶碎，水七升，煮三升，以帛拭之。

一方用寒水石半两，白土一分，捣罗为末，醋调傅之。

治丹毒，破作疮，出黄水。焦炒豆豉，令烟尽，为末，油调涂之。

一方研粟米粉傅之。

治五色丹毒，遍身散行，俗名游肿。用干姜末，蜜调涂，立愈。

一方以榆白皮末，和鸡子白傅之。

治小儿十种丹瘤，如三日不治，毒入肠胃则不可治。宜仔细辨认，依方治之，万不失一。一从顶起肿，先用葱白研，取自然汁涂；二从头上红肿痛，用赤小豆末，鸡子清调搽；三从面起赤肿，用灶心土，鸡子清调涂；四从背起赤点，用桑白皮末，羊脂调涂；五从两肩赤肿黄色，用柳木烧灰，水调涂；六从两胁虚肿，用生铁屑，和猪粪调涂；七从脐上起黄肿，用槟榔末，米醋调涂；八从两脚赤肿，用乳香末，羊脂调涂；九从两脚有赤白点，用猪槽下土，麻油调涂；十从阴上起黄肿，用屋漏处土，羊脂调涂。

治小儿赤瘤丹毒。用锦纹大黄一块，磨水，搽之即消。

一方用芭蕉根捣汁搽之，向东者妙。

一方以无名异末，葱汁调敷，立消。

一方用荞麦面，好醋调敷亦可。

一方用蓖麻子五个，去皮，研入面一匙，水调涂。

一方用绵羊脑子，朴硝调匀，贴瘤上，立效。

治大人小儿风瘙隐疹，身痒不止。苍耳花、叶、子等分，研细末，每服二三匕，调服日三效。忌猪牛鲤肉。

一方用茱萸一升，酒五升，煮一升，帛蘸拭之效。

一方用白矾研细，投热酒中化匀，以马尾涂之。

一方用楝树皮浓煎浴之。

一方用巴豆二两，捶破，水七升，煮三升，以帛蘸染拭之。

一方煅云母粉，以清水调之，看人大小服之。

一方用牛膝末，酒服方寸匕，日二服。

一方用白芷根、叶，煮汁洗之。

一方用枳实醋渍，炙热，熨上即消。

一方用蝉蜕、薄荷等分，为末，酒调下一钱匕，日三服。

一方用蚕沙一升，水一斗二升，煮一斗，去滓，温热得所洗之，宜避风。

一方用莎草一握，煎汤浴之，立效。

一方用代赭石，不拘多少，研碎，空心，温酒调下一钱。

一方以石灰和醋、浆水调涂，随手减消。

一方用蜂房炙过，蝉蜕等分，为末，酒调一钱匕，日二三服。

一方用牛蒡子、浮藻等分，为末，以薄荷汤下二钱匕，日二服。

治热沸疮遍身，如蚕子。用石灰、木枣叶为末，疮上搽之即止。

一方用黄瓜切断，擦痱上即安。

治风疹痒及心腹结气，胁胀关壅。用枳壳三两，麸炒黄，去瓤，为末，每服二钱，水一盏，煎六分，去滓，不拘时服。

治风疹入腹，身体强，舌干燥。用蔓荆子二两，为末，每服温酒调一钱匕下。

一方以水煮防风二升，入芒硝傅上，日五度差。或单用芒硝亦验。

治风疹，遍身疼痛成疮。用白僵蚕炒令黄，研细末，酒调服之。

治遍身风热细疹，痹痛不堪，涎痰亦多，夜不得睡。以苦参末一两，皂角二两，水一升，揉滤取汁，银石器内熬成膏，和苦参末为丸，如桐子大，食后温水服二十九至三十丸，次日便愈。

治小儿斑疮、豌豆疮。乱发烧灰，饮汤调下三钱。

一方乞百家箸烧灰傅之。

一方烧槟榔存性，研末，搽之立效。

头面上疮

治头面上疮。用鸡子黄熟煮，炒令油出，以油和轻粉傅之效。

一方用海螵蛸、白胶香各二钱，研细，入轻粉半钱再研，先以清油润疮，却将药末干掺疮上，只一次便可，甚者二次。

一方先用醋和水，净洗去痂，再用温水洗，干以百草霜细研，入腻粉少许，调涂立愈。

一方用大笋竹叶烧为末，量疮大小，用生油调傅，入腻粉少许佳。

治头疮极痒不痛者。捣楸叶汁，涂之立效。

治小儿头上恶疮。以黄泥裹豉煨熟，冷后取出，豆豉为末，以莼菜油傅之。

一方用胡麻生嚼涂之，大效。

一方马骨烧灰存性，研末，米醋调涂，效。

一方以蛇蜕烧灰，为末，和猪脂涂之。

一方用竹叶烧灰，和猪胆调涂之。耳疮亦效。

一方以皂荚汤洗之，再取油瓶下渣滓，和梁上尘搽之效。

治鬓边生软疖，多脓血，数年不愈者。用猪、猫颈上毛各一撮，烧存性，鼠屎一粒，俱为末，清油调搽，或加轻粉少许，尤妙。

治鳝攻头，久不愈。用粪坑砖上宿垢，竹刀刮下，煅存性，为末，菜油调涂，神效。

一方用蛇壳一片，唾沫润湿，贴疮上，即出脓血收口。

一方用马头骨烧灰傅之效。

治小儿遍头黄水疮。用咸鱼，芝麻油煎热，去鱼，将油涂疮上，数次即愈。

一方用艾叶烧灰，为末，傅之立效。

治小儿头上软疖不溃。用大芋头捣烂敷之，即痂。

一方用桃树上不落干桃子，烧灰，为末，清油调搽。

一方用鸡子壳煅过，为末，围涂其上，口即收敛。

一方用磁石末，醋调敷上。

一方用烂船底油灰，为末，油调傅之。

一方菜油调蛤粉敷之。

一方用粗碗底，火内烧之，醋内淬七次，为末，敷之。或用粗琉璃破砖瓦，如前法制之亦好。

一方治大枳壳一边磨平，将糯米饭捣烂，安枳壳内，合住疮口，任其脓出，不可取下，其疮自愈。

治白秃疮（即辣梨头）。先用退猪毛汤洗净，用烟胶三钱，川椒一钱，枯矾一钱，为末，香油调擦愈。治牛皮血癣亦妙。

一方用芝麻二两，花椒二钱，韶脑一钱，俱为细末，先以退猪汤洗净，后搽之。

一方用松香、定粉、枯矾各等分，为细末，入樟脑少许，香油调搽。或止用松香末猪油熬，搽亦效。

一方先以焊猪汤洗净，后用轻粉调生猪骨髓敷之，一日二次，数日愈。

一方取芜菁子末，醋和傅之，日三度。

一方浓煮陈香薷，少许猪脂和胡粉傅之。

一方以蒜揩白早朝擦之。

一方用白头翁根捣傅一宿愈。

一方用鸡窠中草、白头翁花烧灰，为末，先以酸泔水洗净后，用腊猪脂和药涂之三五次，即效。

一方用葶苈末，先以推猪汤洗讫，涂之。

一方以白鸽屎捣细，罗为散，先以醋和米泔洗之，傅上。

一方以隔宿猪脂和百草霜涂之。

一方用蜈蚣一条（活者更好），入麻油内浸，共擂化，加砒一分，川椒末一钱，洗净，去靥搽之。

治小儿白秃及头疮不生发。取楸叶中心捣，绞汁，涂三次即效。

治小儿白秃疮及发中生癣。烧象牙灰，存性，香油调涂之。

一方以驳马不乏者尿，数数暖洗十遍差。

治赤秃疮。白马蹄烧存性，为末，腊猪油调傅效。

治小儿头上肥疮。用肥皂子烧灰存性，为末，麻油调搽三日即好。

治小儿脑疳鼻痒，毛发作穗，面黄肌瘦。用鲫鱼胆滴鼻中，连三五日，甚效。

疥　癣

治疮疥。苍术、皮硝等分，煎水洗，甚妙。

一方用石灰，不拘多少，和醋、浆水调，随手即减。或石灰淋汁洗之亦妙。

一方用细嫩桃、柳枝各四十九枝，约长三寸者，用菜子油一大碗，煎至半碗，去桃柳枝，入搽面粉一两，搅和成膏，洗净疮涂之。

治遍身风痒，生疥疮。以蒺藜子苗煮汤洗之，立差。

一方取茵陈，不计多少，煮浓汁洗之。

一方用马鞭草，不犯铁器，捣汁半盏饮之，十日内愈。

一方取榆白皮，炒黄色，捣为散，以苦酒和涂。再以绵裹覆之，虫出差。

一方烧竹叶为末，以鸡子白和涂之，不过三五次差。

一方煮薤叶洗之亦佳。

一方浓煎浮萍汁，浸浴半日，速效。

一方杵蟹傅之。

治患热毒疥疮，痛而不痒，手足尤甚，夜粘衣被，不得卧。以菖蒲晒干，捣罗为末，先布席上，使病者恣卧，仍以衣被覆之，既不沾被，又复得卧。不五七日，疮如失。

治癣疮。用芦荟一两，甘草炙，半两，为末，先以温热水洗净，帛拭干，傅之立差。

一方用草乌磨涂，大验。

一方用大芜荑研细末，马尿调涂，立效。

一方用川槿皮煎汤，以肥皂去核并内膜，浸汤内，不时搽之。

一方以桃树青皮为末，和醋傅之。

一方用穀树叶捣烂敷上，或取树浆搽之愈。

一方捣羊蹄根汁，以腻粉少许，调如膏，涂癣上，三四度差。猪脂和傅亦可。

一方以姜黄傅之不效，嚼盐涂之。

一方取蟾蜍烧末，猪脂和傅之。

治干癣生痂，搔之黄水出，逢阴天即痒。取狼毒末涂之。

一方斑蝥半两，微炒，为水蜜调傅之。

一方捣藜芦末，生油傅之。

治五般疮癣。以韭根炒存性，旋捣末，以猪脂调傅之。

一方用何首乌、艾叶等分，水煎浓汁洗之。

一方胡粉糁之，常用验。

治癣疥。细研松胶香，酌量入轻粉，和匀，先用油、醋涂癣上，再以末糁之。顽者三四度差。

治面上癣。用猫狗草（即狗尾草）手搓软，不时擦之愈。

治癣遍身项肿。以黄连去须，酒浸一宿，焙干，为末，蜜丸如桐子大，日午临睡，酒吞二十粒自愈。

治遍身疯疮，远年顽癣，久治不愈者。用黑鱼一尾，去肠，将苍耳子填入腹中，又铺在锅里，略用些水慢慢火煮熟，去苍耳子并鱼皮骨，淡吃不用盐、酱，食三四次有大效。若患大疯摇者，依此法常食此鱼，久而自愈。

治风癣。以蜜搅暖，酒一盏，常常饮之自差。

治疮癣焮肿极痒，不可忍者，百治不效。采马齿苋连根挑起，全科捣研，傅上。大叶少效，嫩叶更佳。

治疥癞，牛皮癣疮。用陆英叶阴干，为末，小油调涂效。

治白驳。取蛇蜕烧末，醋调傅之。

脓泡湿热疮

治脓窠疮。用蕲艾搓软，量加雄黄末拌匀，捻成纸条，点火将烟熏之，甚者亦只须三次愈。但熏时须口中含水，以御火毒。

一方水银二钱，樟脑五钱，柏油二两，上碾二三千下，和极匀，先以百滚汤，待略温，洗疮去浓，以药填入疮孔，但水银难和，加以唾津方和，或加杏仁、川椒各二三钱极妙。

治水泡作痒。掐穿，以柏油抹之愈。

治小儿头面手足黄泡疮。用水粉[①]一两，雄黄一钱，上共一处，麻油调如糊涂在碗内，覆地上，以艾烟熏之，待冷，以抿子[②]搽之。

治湿疮。用紫藤花一大把，川椒一撮，煎汤频洗效。

一方用黄柏，厚者，将雄猪胆涂透，炙紫色，为末掺愈。

治天泡疮头发。蛇蜕、百草霜各一钱，上用麻油半碗煎沸，却入前药煎化搽之。

一方以荷花贴上，或青蓝捣敷亦可。

治手搔伤成疮。用猪牙、皂角、枯白矾、轻粉、黄连、黄柏各等分，为末，敷之。

治热疮。取乱发一团，如梨许大者，熟鸡子黄和于铫内，炭火上熬，初干，少顷发焦，随有液出，旋取置一瓷盏中，以液尽为度，取此液傅疮上，即以苦参末掺之。

治脸鼻风热疮。轻粉、枯矾各二钱，硫黄五分，上为细末，每夜用一匙津唾调搽患处。

治面上疮出黄水。收桃花不拘多少，细末之，食后以水半盏，调服方寸匕，日三服，甚良。

---

① 水粉：铅粉。

② 抿（mǐn 敏）子：即“抿刷”。蘸油或水抹头发的刷子。

一方用乌蛇二两，烧灰，以腊月猪脂调傅之。

治卒得恶疮未识。用蜣螂取汁傅之。

一方煮取竹汁，日澡洗。

一方以皂角水拭干，用油麻捣烂傅，焦即住。

治浸淫疮，痛不可忍，发寒热。捣刺蓟末，新汲水调傅疮上。

治蛇缠疮（俗名白蛇串）。醋涂雄黄涂之，又以酒调服。

一方用猪牙齿草（石上生，似瓦松者是）捣烂，微去汁，再以醋和滓傅患处，效。

治小儿遍身生疮，浓水不干。用黄柏末加枯矾少许，掺之即愈。单用柏末亦可。

治小儿卒得月蚀疮。于望夕取兔屎纳虾蟆腹中，合烧为末，以傅疮上效。

一方研黄连、无名异末极细，揉之效。

一方以虎头骨二两，捣碎，同猪脂一斤熬骨，候骨黄，取涂疮上。

一方烧蚯蚓屎和猪脂傅之。

一方取伏龙肝傅之。

治小儿尿床疮。水煮大豆汁涂上，日易差。

附漆疮

治漆疮久不差，用漆草捣烂傅之患处，立效。

一方用蟹黄涂之即愈。

疳　疮附阴疮

治男女下疳。用母猪粪，以黄泥捶熟，包粪在内，候干，以大火煅红，冷定去土，将粪研细，先以熟米泔，或桃、柳条、花椒汤洗净，搽药立效。

治下疳。用海螵蛸一两，靛花一钱，为末涂之。

一方用白海蛇二三个，火煅红，为细末搽之。

一方用灯草烧存性，入轻粉、麝香各少许，为末搽之。

一方用蚕茧一个，剪去小头，填入头垢，另以一茧去头套上，悬炭火内烧红，放地上出火毒，为细末，湿则干掺，干则菜油调搽。

一方用蚕蜕烧灰三钱，轻粉、乳香各少许，为末，先以温浆水洗净，干掺之。

一方用桑螵蛸煅研极细，入冰片少许，搽之效。

一方用炉甘石，火煅淬，为末，油调涂。加孩儿茶尤好。

治阴疮脓出作臼，嚼生大豆黄傅之。

一方阴臼，高昌白矾、麻仁等分，研末，用猪油和成膏。先以槐白皮煎汤洗疮，拭干涂膏，外以楸叶贴之，三度差。

一方以胡粉傅之。

治阴疮湿痒。取槐树不见日处者，一大握，水二升，煮一升，洗三五遍，冷复易。若涉远恐冲风者，以米粉掺之立效。

一方以浓煎狼牙草洗之。

一方用防风、蛇床子、甘草等分，用布包煎汤热洗。

一方煎吴茱萸汤百沸，洗痒处止。

一方用蜡面茶研末，以甘草煎汤，洗后用，掺之妙。

一方取石硫黄研如粉，傅疮上，日三度。

治玉茎上生疮。用抱鸡卵壳、鹰爪、黄连、轻粉等分，为末，煎过，清油调涂。

治阴肾卒痛。烧牛屎灰存性，酒调涂上，干则易之。

治阴肿如斗大。用芜菁根捣涂之，或捣马鞭草涂之。

治阴肿。铁精粉傅之。

一方取鸡翅毛，其毛一孔生者佳，左肿取左翅，右取右，双肿两边取，烧灰研，饮服之。

治女阴内外生湿疮，及男子肾风疮疳，湿痒痛不可忍者。用红籼米烂煮稀粥，入木盆内，带热浴浸，冷以瓷钵烧热再浸，不过三次愈。

便毒

治便毒痈。用冬葵子为末，每服二钱匕，酒调三两服愈。

一方用铁秤锤，于上按磨数次，即消肿。

一方用胡桃七个，烧过存性，为末，食前酒调服数次愈。

一方用射干三寸，紫花者，以生姜同煎，空心服，利二三行效。

一方用槐花择净，布裹淘洗，晒干，二两，黄酒一碗半，煎一碗，空心热服。

一方用肥皂子烧灰存性，为末，每服三钱，空心，酒调下即消。

一方用赤何首乌半斤，米泔水浸一宿，竹刀切为片，捣烂取汁，用酒半斤搅和，顿热，不拘时服，略睡片时，有微汗即消肿。

一方用五灵脂、僵蚕、大黄各等分，上为粗末，每服五钱，水酒共一钟，煎七分，空心热服。

治腿便疙瘩，一名横痃。将山药和砂糖同捣，用面涂四围敷之。

一方用肥皂捣烂敷上。

一方用大虾蟆一个，剥皮，另放葱五钱切，将本身连肠剁如泥，入葱再剁成膏，傅肿处，以皮覆其上，经宿即消。

一方用牛皮胶一两切，穿山甲三枚切，炒成珠，用无灰黄酒一碗半，煎一碗，空心热服。亦治各色肿毒。患在上者，食后服，及空心服。

杨梅疮

治杨梅疮。用桦皮四两煎酒，将雄黄透明者为末，三钱，空心调服，五次即效。

一方土茯苓四两，僵蚕一钱，皂角刺一钱，水三碗，煎一碗，服五七服除根。

一方用杏仁七粒，去皮、尖，研末，和轻粉一钱，将雄猪胆调抹四五次即愈。

一方用杏仁不拘多少，去皮、尖，研末，将水调涂疮上，二三日自然脱落。

一方用天花粉、川芎各二两，槐花一两。上为末，米糊丸桐子大，每服七八十丸，空心，姜汤下。

一方用白矾、铜青等分，为细末，掺上。

一方用雄黄三钱，槐花炒、飞矾各六钱。上为细末，每服二钱，不拘时，茶清调下，先服败毒散二三贴，全效。

一方用老鸦去毛肠，或煮或煎或烧，每日随意烹食一只，须连食十只，不可一日间断，不拘酒饭同吃，神效。

一方用忍冬藤，鲜者，一斤半，干者半斤，水八碗，砂锅内桑柴火熬四碗，将汁倾入别锅另放，将渣入水四碗，再熬二碗，布绞汁，去滓，入蜜一碗半，再熬至二碗，瓷罐盛之。每日以白汤调一酒盏，随疮上下，以为前后多服，解除毒且免相染之患。小儿患此不能服药者，此最为宜。

一方用铅一斤，命锡匠车床车成薄皮，分八服。每日用水二钟，煎一钟，上部疼，食后服，下部疼，空心服。周而复始，以疼止为度。

椒红丸：治前疾误服轻粉，毒流骨节作疼。川椒二两，蒸润，去白壳与目，止用红皮，晒干略炒，为末，饭糊为丸如豌豆大，晒干。每服二钱，须问上部骨节痛，食后酒送下，下部，空心，白汤下，腰疼，盐汤下。

血风臁疮

治血风臁疮。用船上旧油灰，将泥作釜，火煅过，又用人发拌桐油炙干，共为细末，桐油调作膏药，纸上以针刺孔贴之。

一法加黄丹少许，将前药作夹纸膏刺孔，先以椒茶汤洗净，然后贴之。

一方用搽面粉煅过，桐油调，隔纸包缚效。

一方用热豆腐一片，贴疮上，以绢缚之，日换二次，拔出黄水，其腐红黄干硬，鸡犬不食，数日全愈。

一方用槐、椿、桃、楝、柳条、荆芥熬汤，无时沃洗，以无浆帛挹干，用生黄蜡于纸上，量疮大小，摊成十个，都拴疮上，三日一次洗疮。除去着疮蜡纸膏一个，不用候一月，无问年深日近，必然痊，可累验。

一方轻粉五钱，先用甘草汤洗去烂肉，拭干，天采洗净晒干，为末，每服五钱，用轻粉五分，桐油将轻粉渐渐实疮中，孔满为度。外将膏药贴掩，绢缚三七日，不许开，或痒或痛，但以手拍外缓摩之，至期而开，自然长平全愈矣。

一方用血竭为末，以葱、椒、槐、柳汤洗净，敷之。

治臁疮湿毒及遍身热疮、伤手疮。用黄柏一两，轻粉三钱，上为细末，猪胆汁调搽，湿则干抹。

治脚股湿毒血风疮（一云风痴疮）。用黄蜡一两，溶化入银朱末一两，搅匀，摊纸上，以针刺孔贴之。

治臁疮并脚腿血风疮。用老松香，如琥珀色者，瓷器内熬过，令冷，为末，以清油或腊猪油调成膏，用青蒻叶一片，随疮大小，以针于光面上密刺眼，将膏涂在粗面上，油纸裹之，先用飞盐、葱、椒煎汤洗净，却将蒻光面贴疮，绢帛缚定，至五七日再洗换药贴。忌油面发物，甚验。

一方用腊月猪胆汁，捣生姜傅愈。

治女子裙风疮，经年不愈。用男子头垢，不拘多少，以桐油调做隔纸膏贴之。

冻　疮

治手足冻裂疮。用五倍子为末，牛骨髓调搽疮口，以帛缚定。

一方用冬瓜皮、干茄根，二味煎汤热洗，不过三次即效。

一方取雀儿脑髓涂之立效。

一方用附子半个，去皮、脐，以水、面调涂之。

一方用白及，不拘多少，为细末，水调敷，或先以茄根煎汤洗过，敷药，尤妙。

一方用橄榄，将尖头插在蜡烛上，烧存性，为细末，搽之自愈。

治手足冻疮，破烂疼痛。用锦纹大黄为末，干掺上，即愈。

治手足并耳上冻成死血，作痒作痛。用蟹螯壳烧灰，为末，菜油调搽愈。

一方用生姜自然汁熬成膏，涂之即愈。

一方用酒糟煎汤洗，立散。

一方用黄柏、白蔹等分，为末，清油调涂。

治寒足跟冻烂。用五月五日午时，以姜、葱、艾揩一时许，更不再发。

治手足皴裂，血出疼痛，及冒涉冻凌，面目手足皴坏疼痛。用猪脑髓，着热酒中，洗之差。

瘘　疮即漏疮[①]（瘘者，漏也）

诸凡疮毒，久出脓水，以致气血虚，肌肉不生，故疮口不合，遂成其漏。久之内侵骨髓，曰骨漏。流脓不绝，曰脓漏。疮口风冷不差，曰冷漏。暂差复发或移他处，曰久漏。病因既殊，医者不得不详症而治。

治恶漏中冷，有息肉。用正月狐粪，不限多少，干末，食前，新汲水下一钱匕。

治诸瘘。先以温泔洗，绵拭之，取葵菜微火，暖贴疮上引脓，三四叶脓尽生肌，忌鱼、蒜、房事。

治瘘有头出脓水不止。以啄木鸟一只，烧灰酒下二钱匕。

一方治瘘用炼成松脂末，填疮孔令满，日三度，用之差。

一方取楸枝煎汤，洗疮孔中。

一方取芥子捣碎，以水及蜜和滓傅喉上下。

一方取桃树皮贴上，灸二七壮。

一方用鲤鱼肠切五段，火上炙之，先洗疮，拭干，以肠封之，冷则易。自暮至旦干，止觉痒，开看虫出愈。

---

① 即漏疮：底本、清顺治序本、日本抄本正文均无此三字，据目录补。

一方用附子为末，吐调作饼如钱厚，以艾炷灸之，艾炷量漏孔大小，灸令微热，不可令痛，干则易之。干者再研为末，再调再灸，困则止，来日则灸，直待肉平为效。

治鼠瘘。用新鼠屎一百粒，置密器中，五六十日杵碎，傅疮孔。

治蝼蛄瘘。用槲叶烧灰，细研，以汁水别浸槲叶，取汁洗疮，拭之，纳少许灰于疮中。

治蝎瘘，五孔相通。用半夏一分，为末，以水调傅之。

治蜂瘘。用蜂房一枚，炙黄色，为末，每用一钱，腊月猪脂和，调匀，傅瘘上。

又方，烧蜣螂和醋调之。

治蚁瘘。取鲮鲤甲二七枚，为末，猪脂和涂之。

治胁下生漏疮，状如牛眼，脓血不止者。以盐少许，安牛耳内，然后取耳中垢，以敷疮上即差。如不用盐，则牛耳不痒，难取垢。

金疮

治金疮血内漏，以雄黄为末，如豆大，纳疮中，又服五钱匕，血皆化为水，再以小便服之，或捣蛇含根傅之，或用云母粉傅之，绝妙。

一方捣白芍药傅之，或炒黄，研为散，以酒下二钱匕，米饮下亦可。

治金疮未愈，因交接而血出不止。取与交妇人衣带二寸烧灰，研末，水服之。

一方研降香末极细，涂患处即合，如神。

治金疮上血。炒石灰傅疮上立差。人精涂之亦妙。

一方以新桑白皮在土中者，烧灰和马屎傅上，干则易之。

一方括取真紫檀末傅之。

一方捣旋覆花苗傅之。

一方捣生牛膝傅之。

一方取蝙蝠二枚，烧烟尽，研末，以水调服方寸匕，令一日尽，当下血如水。

治金疮生肌补损。细剉紫葛二两，以顺流水三两盏，煎一盏半，去滓，食前分温酒煎服。生肌补损，极妙。

一方以槟榔、黄连少许，为末傅之。

治金疮肠出不收。以磁石、滑石各三两，为末，米饮下方寸匕，日再服。

一方小麦五升，水九升，煮四升，去渣，使气冷，人口含噀其背，肠渐渐入，不令多人见之，又不宜旁人语，十日间食不可饱。

治金疮血不止。以晚蚕蛾为末，掺匀，绢裹之，随手疮合血止。

一方炒白僵蚕黄色，研末傅之。

一方用小蓟叶挼烂封之。

一方用桑柴灰傅，亦止痛。

一方用生姜擂烂敷之，打破者同治。

一方用血竭末傅之，血痛立止。

一方用青蒿捣烂傅之。

治刀箭断筋。取蟹黄及脑并足中肉，捣末，纳疮中。

治毒箭伤。捣蓝绞汁饮，并敷疮上。

一方以月水屎汁解之。

一方以盐贴疮上，在盐上灸三十壮愈。

治金疮弓弩箭伤，闷绝。以琥珀研如粉，童便调下一钱，日三服。

治箭伤并钉折在肉中，不能出。用象牙屑水和敷之。

治刀伤及汤火伤。用寒水石为末，敷之止痛最速，且免破伤风之患。

金刀散：番降香，锯成薄片灰，火内炒焦枯，无香气，文蛤炒紫黑色，为末，红铜末，淘净入罐烧红，或醋或童便淬，不拘数次，待黑色为止。以上各一两，三味研匀，用好飞过抚丹拌前药，紫色为度，听用。

一方风化石灰，取园中不见水韭菜等分，捣极细，捏饼放旧瓦上阴干，听用。

接指方：真苏木为末，敷断指间接定，外用蚕茧包，缚定固数日，如旧指一样。若刀矢所伤者，亦可用之。

一方用白及研细末敷之，金疮皆可用。

治一切破伤臁刃等处，多年顽烂不差者。取古时绿琉璃瓦，捣研极细搽之，神效。

杖疮

治杖后未破肉者。用大黄二两，白术一两，天南星一两，为末，火酒调匀听用。先将火纸用火酒浸，铺盖打处，用手轻拍散血，方搽前药，三五日全愈。

治杖疮。先用甘草汤洗去血水，后用细大黄末，童便调搽。

一方用无名异为细末，温酒调服。若临杖时服之，亦不甚伤痛。

一方以烧酒洗杖疮处，切豆腐片摊上，频换，两日生肌。又治肢体打伤，青肿皮破者亦效。

一法先以绵纸用水浸湿，单铺伤处，后用烧过酒糟，以水捏烂铺纸上，令厚，良久痛处如蚁行，有热气升起即散。

一方用防风、南星各五钱，生姜五片，煎服立效。或研末，热酒调下，兼治刀伤狗咬，及破伤风等症。

凡人遇廷杖未杖之，先将蚺蛇胆用酒磨温服，如急用，即切片口嚼，以酒下之。若无酒，用童便或自己小便亦可。杖后亦可用。最忌与妇女相近相见。

收藏蛇胆法：将糯米十数粒拌之，即不坏。

伤损门附跌打[1]

治打扑，有伤痕瘀血流注。用半夏为末，水调敷上一宿无痕，或以生萝卜捣烂敷之。

一方用大黄为末，姜汁调涂，痛者用没药二钱，酒调服。

一方用鼠粪烧过，为末，以腊猪脂调傅封裹，其痛即止。

一方用老鸦眼草，一叶五尖者，一名五爪龙，将头根捣汁，童便和热酒调服。

一方用羊角屑，以砂糖和瓦上焙焦，研细末，每二钱，热酒调服，随揉痛处。

一方用夏枯草口嚼烂，盦[2]上即愈。

一方用饴糖熬焦，和酒服之，能下恶血。

一方用自然铜研末，水飞，同当归、没药末各半钱，以酒调，顿服，仍以手摩痛处。又定州折足者，取铜末，酒服遂痊。

一方刮琥珀屑，酒服方寸匕。

---

① 附跌打：底本、清顺治序本、日本抄本正文均无此三字，据目录补。

② 盦（ān 安）：覆盖。

一方取葱，新折者便入炉火煨熟，劈开其间，有涕便用署[①]伤处，仍多煨，续续署，至不痛而止。或烂捣葱白和蜜厚封伤处亦可。

治扑打坠损，恶血攻心，闷乱疼痛。用荷叶五斤，烧令烟尽，为末，食前以热童便一盏，调三钱匕，日三服。

治人被跌扑者。将苏木二三钱捶碎，用红花、当归稍各等分，将酒四五碗煎至二三碗，空心及肚饥[②]时服下，散其瘀血，即无后患。跌重者，须服二三次，但苏木刺误饮入喉，最难出，须用细绢滤净，热饮为妙。

治被打青肿。大豆末傅之。

一方用老茄子，通黄极大者，切片如一指厚，新瓦上焙，为末，卧时酒服二钱匕，一夜消尽无痕。

一方以橄榄水磨浓傅之。

治打伤瘀血在骨节及胁下痛者。以铁一斤，酒三升，煮一升服之。

一方取牡丹皮八分，合虻虫二十一枚炒，同捣筛为末，每旦温酒和服方寸匕，血化为水。

一方用菴蔄子煮汁饮之。

一方用大麻根及叶捣汁一升饮之。如无，即煮干麻根汁服之。

一方用蒲黄为末，空心，熟水调下三钱匕。

一方取白马蹄骨烧灰，酒服方寸匕，日三夜一服之。

一方细剉东引桃枝三两，微炒，好酒三升，煎十余沸，去

---

① 署（ǎn 俺）：覆盖。

② 饥：底本、清顺治序本、日本抄本均作“肌”，据文义改。

滓，分二服之。

治打伤出血。用生苎麻根，嫩者，不拘多少，洗净，用盐擂傅疮上，神效。若瘀血在腹中者。取桔梗末，熟水下三五钱。骨损断者，白及末，酒调二钱效。

治跌打损伤方：矿灰，不拘多少，入水内，用捧搅之，取水灰花，入香油内搅成膏，搽上。

治跌伤出血。以杨花掩上即止，无痕。

治折伤方：取桑白皮五斤，为末，水一升，煎成膏傅之。

一方用梅核仁和盐杵之如泥，捻挺子，竹筒中收，遇破伤即填少许傅。此药生肌，绝无瘢痕。

一方用麦麸和醋蒸包伤处。

一方取骨碎补根捣筛，煮黄米粥和，裹伤处。

一方用生地黄一斤，藏瓜姜糟一斤，生姜四两，俱切，火炒令匀熟，以布裹罨伤处，骨损者，用杉木皮夹缚之，冷则易之，甚效。

一方加赤小豆于糟中，尤效。

一方以龟板烧灰，傅伤处亦效。

一方三月采益母草，择洗，净摊于箔上，令水干，断折五寸长，勿用刀置锅中，水二石，令草上水深二三寸熬，候草烂，水三分，约减二分，漉出草，取其汁，倾入盆中，澄半日，以绵滤清汁于小釜中，慢火煎取一斗，如稀饧，每取梨许大，暖酒和服，日再服，以和羹粥服亦可。

又经验方：松阳县民有被殴，县验伤，翌日引验，了无瘢痕，宰访之，乃仇家使人邀归，饮以熟麻油酒，卧之火烧地上，觉而疼肿尽消。又治跌扑甚妙。

昔一人折足，神教以绿豆粉于新铁釜内炒，令真紫色，新汲水调成稀膏，然后遍满厚铺，涂伤处，贴以白纸，用杉木缚定，数日而差。

治打搕[①]损伤疼痛。取夜合花捣末，酒调下二钱匕。

治打伤筋断者。净洗旋覆花根捣汁，量疮大小傅之，日一二易，以差为度。

治骨跌损脱者。捣生蟹极烂，用滚酒倾入，连饮数碗，即以蟹渣涂患处，半日间骨肉瑟瑟有声自合，不能饮者，以数杯为率。

治骨折方：用乳香末，掺极痛处，以小黄米粥涂上，用五灵脂一两，茴香一钱，共为末，厚掺，以帛裹定，用木片夹之。少壮人二日效，老者五六日效。

神仙接骨方（出《藏经》）：用鸡公纯白纯黑者，取毛，用糯稻草札紧，烧灰存性，七分，加吴茱萸五粒，同研细末，热酒下，其骨自合，神效。

治从高坠下及打击内伤。用麝香、水蛭各一两，剉碎，炒烟出，为末，酒调一钱，当下蓄血，未止，再服，无麝亦可。

治从高坠下，瘀血冲心，面青短气。取胡粉一钱匕，和水服之。

一方用延胡索一两，捣罗为散，不计时候，豆淋酒调下二钱匕。

一方豆豉一大盏，水两碗，煎三沸，去滓，服若便觉气绝不能言，及不暇取药，急擘开口，以热小便灌之。

---

① 搕（kē 科）：通“磕”，敲击。

治压死及坠跌死，心头温者。急扶坐起，将手提其发，用半夏末吹入鼻内，少顷以生姜汁同香油打匀灌之，次取药服，如无药，以热小便灌之。中恶卒死者亦可以治，但不必提发。

一方用东边桃、柳枝各七寸，煎汤灌下。

治马坠积血在心腹，吐血者。取干藕根研末，酒服方寸匕，日三服。

一方用干荷花并干藕为末，酒调方寸匕，日三服。

一人堕马伤臂臼脱，人语其仆曰：急为按入臼中，若血渍臼则难治矣。仆依其言，其人昏迷不知痛，急觅医至，以生地黄研如泥，摊纸上，研木香末掺地黄上，再摊地黄贴肿上缚定，至中夜方苏，且痛止。去其药，损处已白，青瘀移白上，自是日日易之，肿直至肩背，乃以药下，泻黑血三升，五日复常。

一方用山栀子去皮，研细极（此味散血），面等分，温水调稠如膏，热厚涂患处，绵纸贴之，干再易，痛止去药。

指刑方：银朱、诃子肉等分，为末，蜜调敷伤处，定痛消肿，神效。

治指爪伤面。用生姜自然汁，调轻粉敷伤处，无痕。

治脚面搔破，作脓肿痛者。用锅脐墨秀研细，清油调搽，立愈。

治跌磕伤肿。用黄牛粪炒热，覆上，布帛裹定，即效。

治人咬伤。用败龟板或鳖甲烧存性，为末，以香油调搽。

治一切破伤。用灯心草烂嚼，和唾贴之，以帛裹定，血立止。

一方用白面盦傅之，立止。

诸 刺

治竹木刺入肉不出。取白茅根烧末，猪脂膏和涂之。

一方用瞿麦为末，水服方寸匕。

一方用牛膝根嚼烂，罨之即出。

一方用王不留行为末，每服汤调三钱下，即出。

一方用白梅细嚼傅之。

一方用燥羊粪烧为末，和猪脂调涂，刺不出再涂。

一方以酸枣仁核烧灰，水调涂之。

一方以头垢敷之。

一方用蓖麻子捣烂涂之，即出。

治恶木刺入肉，肿痛成疮。取蒲公草（即地丁也），捣茎根白汁傅之。

治凡刺入目珠者。以白颈蚯蚓折三段，用中段，置伤处，任其跌跳汁入，刺自出，神效。

治栗壳打伤，刺入目珠上。用丝绵少许，裹羊毛笔上，扫目珠，刺随绵出。曾用之，极妙。

治针入肉不出。用双杏仁捣烂，以车脂调匀贴上，其针自出。

一方取巴豆微炒，与蜣螂同研，涂患处，斯须痛定，微痒忍之，待极痒不可忍，摇动即拔出。

一方以鼠脑涂之。医人针折内者尤妙。

治鱼骨刺入肉，不出者。研茱萸末，用蜜或生油或猪油涂之，自烂出。

治篾片指爪等伤出血。用壁喜窝，或门隔上灰尘，掩上即愈。或以醋和雀窠末如泥裹之，三两日差。

治鱼骨入腹中刺痛者。浓煎茱萸汤一二钟饮之，其骨自软而出。

治凡物刺入肿痛。用松脂为末，掺上，将布帛缚之，其肿即消。或烧鱼目灰傅之。

汤火伤

此症切勿以冷物及井泥蜜淋搨之，盖热气得冷即深入至骨，烂人筋。所以病此症者，多挛缩之患。慎之，慎之。

治汤火伤。用腌菜叶贴之，甚者，将手足浸腌菜汁中，或浸盐卤中俱愈。

一方收腊雪藏于瓶中，封固口，至端午日，取王瓜入瓶浸之，封好，如有汤火伤者，取水搽上最效。又搽痱子，尤妙。

一方用青杉木皮烧为末，以鸡子清和蜜调搽患处。立愈。

一方用鸡毛蘸狗汁汤上油涂患处，再以柏皮末盦上，如燥绷，复以狗油润之。

一方用大黄末，醋调敷之。

一方用湿牛粪涂之，痛立止。或蜜调干末亦可。

一方用落地黄葵花，以箸收取，入菜油浸烂敷之。麻油亦可。

一方用蚌一个，炭灰烧存性，为末，穿破湿者干掺，不破者菜油调搽极效。蛤蜊灰亦可。

一方用蚯蚓粪烧灰，菜油调涂。

一方用刘寄奴为末，先以糯米浆，鸡翎扫伤处，后掺药末在上，并不痛，亦无痕，但凡汤伤，先用盐末掺之，护肉不坏，后用药傅。

一方用云母粉同生羊髓和如泥涂之。

一方退猪毛烧灰，油调，傅二三次愈。

一方用稻草灰，不拘多少，冷水淘七遍，带湿摊上，干即易。若疮湿焙灰干，油调，傅二三次愈。

一方用薤白与蜜同捣涂，甚效。

一方用栝楼根捣烂傅之，日三易自差。

一方捣石膏末涂患处。

一方用柿漆水，鹅翎数搽为度。

一方用荞麦面，醋和傅之。

一方用丹参八两，细剉，以水微调，取羊脂二斤，煎三沸，傅之。

一方取胡桃瓤烧令黑，杵如脂，傅疮上。

一方以柳白皮烧灰傅之。

一方取茭草根（一名菰蒋）烧灰，鸡子黄调涂之。

一方蓖麻子、蛤粉等分，研末，为膏。汤损用油调涂之，火伤用水调涂之。

一方用四季生笋的竹叶烧灰，香油调搽，至重者加雄猪蹄烧灰入内，药上夜止。

一方以水煎胶，令稀稠适宜，待冷涂之。

一方火烧时急向火边炙之，虽大痛亦当强忍，一食顷即不痛，神验。

一方以醋和泥傅之，无痕。

一方烧胶以涂，再取兔腹下白毛贴之，待毛落差。

一方取栀子仁灰，麻油和厚涂之，已成疮，烧白糖灰粉之即燥，立差。

一方用白蔹傅之。

一方杵生胡麻，厚傅之。

一方以榆白皮热嚼，封之差。

一方以胡粉、羊髓和涂之。

一方以熟鸡子十个，取黄炒取油，入腻粉搅匀，用翎扫疮上，无痕。

一方以腊酒冷洗，拔其毒，再用鸡子十数个煮熟，去白，将黄炒黑取油，约一盏，用大黄末二两，调匀敷上，三日差，无痕。

一方捣生大黄，好醋调傅之。非唯愈痛，又且减瘢。

一方赤石脂四钱，寒水石一钱，大黄八钱，共研细末，菜油调敷，神效。

一方用枯矾为末，香油调敷。

治炙疮肿痛。急捣人中黄土，水煮令热，淋渍之，即良。

又方取鹰屎白、人精，相和研，傅之。

破伤风

此症皆由内气虚而有郁热，蕴酿于中，故风邪乘虚而入，传至经络，甚则入脏，多致不救。慎之，慎之。

治破伤风症。用蝉蜕五钱，烧灰存性，好酒调下。或用蝉蜕为末，每服一钱，酒下，盖被出汗愈。

一方用草乌头，不拘多少，为细末，每以一二分温酒服，出汗。

一方以全蝎为末，酒调服之，日三度。

一方鹤翎烧灰存性，研末，酒调一钱。

一方用槐子一合，炒黄，好酒一碗，煎八分，热服，汗出为愈。

一方用苏子半生半炒，为末，炼蜜丸如指顶大，每服一丸，热黄酒下。

一方用松球捶碎，煎酒尽量饮醉，汗出立愈。

一方用甘草、甘遂等分，碾末，将蜜并隔年老葱头共捣一块，轻将疮甲揭起，入麝少许，然后敷药在上，点香至四五寸时分，汗出即愈。

一方取乱发如鸡子大，法煎焦黑，就研为末，以好酒一盏沃之，入何首乌末二钱，同搅匀，候温灌之。下咽过一二刻再灌。

治破伤风强直。用防风、天南星等分，为末，以醋调作靥贴上，再用二三匙童便煎服，极效。

治破伤风，口噤强直。用鱼胶烧灰七分，存性，研细，入麝香少许，每服二钱，酒调下，不饮酒，米饮下，或苏木煎汤下。

治破伤被风浮肿。用杏仁研烂，厚傅上，却燃烛遥炙之。

一方用新宰猪，乘热割肉一片贴患处，连换三四片。若打伤眼目者，亦以此法治之，其青肿立消。

治金疮伤风，以葛根一斤，㕮咀，水一斗，煮五升，去滓，取一升服。若干者，捣末，温酒调三指撮，口噤不开，多服竹沥。

一方取蒜一大升，无灰酒四升，煮极烂，并滓服一大升，须臾得汗差。

一方治金刀扑损伤风，用威灵仙末半两，独蒜一枚，香油一钱，同捣，热酒调服，汗出即效。

治因疮伤风。取蜀椒一升，和面少许，裹椒，勿令泄，今分作两，裹于炭火烧熟出之，刺头作孔，当疮上覆着，使椒气射入疮中，冷则易之，须臾疮中出水及遍体汗出差。

治疯犬咬破伤风。好斑蝥七个，去翅足，为末服之。于小便盆中见衣沫似狗形者为效。如无，再服七次。虽无狗形，亦不再发。

治狗咬破伤风。用人参、桑柴火烧，令烟尽，合研为末，掺疮上，立效。

一方取头垢少许，纳疮中，以牛尿傅之。

治破伤风表热。用川芎五钱，黄芩三钱，甘草一钱，水煎服。

治破伤风发表过多，自汗不止。用白术、黄芪各二钱，防风四钱，水煎温服。

全蝎散：用蝎子稍七个，为末，热酒调服。凡患破伤风症而立危者，非此不除。

卷之六

妇人科

妇人之病，除胎、产、崩、带、癥瘕、乳症外，大约与男子同。但室女之与寡妇、师尼，其治法又各有不同者，学者不可以不辨也。

调　经

凡妇人月经久闭，作寒热咳嗽，饮食减少，渐成血枯者，不可遽用通经之药，必滋养气血为主，然后调理别病，则气盛血旺而经脉自然通矣。

治月经久闭，血从口鼻出者。先以好京墨磨水一小盏服之，其血立止。次用当归尾、红花各三钱，水钟半，煎八分服，其经即通。

治月经不通。厚朴三两，炙，水三升，煎取一升，分为二次空心服之，不过三四剂即行。

一方用马鞭草杵汁熬膏，为末，或多采烧存性，为丸。红花、当归煎汤送下效。

一方鼠粪一合，略炒，研细，温酒调下，极效。

治妇女经候不调，诸般疾病。用香附子一斤，分四分：一分盐水加姜汁浸煮，焙干；一分水醋浸煮，焙干；一分山栀四两，同炒，去山栀；一分童便浸，炒干。上共为细末，醋糊丸桐子大，每服六七十丸，空心，醋汤送下，白汤亦可。一方加艾叶四两，一方加当归四两，俱大有功效。

治月候淋沥不止。用干莲房烧存性，为末，每服二钱，空心，温酒调下。

治妇人月经不绝，来无时度。取楮案纸三十张，烧灰，以清酒半升和调，服之顿定。

胎前

胎前为病不一，而治法则在清热养血，顺气安胎，所谓胎前母滞，产后母虚。虽有他症，以末治之。

验胎方：妇人三月不行经者，用川芎末一钱，浓煎，艾叶汤调，空心服之。若腹微动有胎，不动是经滞。

治伤寒热疾护胎法：用灶心土，不拘多少，为细末，水调涂脐下，干又涂之，用热水就调一钱服之。

一方以白药子，不拘多少，研末，用鸡子青调摊纸上，如碗大，贴脐下，干则温水润之。

一方如壮热甚者，以井底泥敷心下，则胎不伤。

治妊娠半产，或三月堕者。于两月前以杜仲八两，糯米煎汤浸透，炒去丝，断续二两，酒浸，焙干，为末，山药末五六两，打糊为丸，梧桐子大，每五十丸，空心，米饮下。

治妊娠三两月，胎动不安，防其欲坠。用杜仲去粗皮，姜汁炒去丝，用断续酒浸，各二两，为末，煮枣肉和丸如桐子大，每服七十丸，米饮下。

一方用砂仁一两，炒，条黄芩一两五钱，炒紫色，白术一两，炒，共为末，每服三钱，紫苏汤调下，研末，酒糊为丸如桐子大，自四十日起，服至百日上，空心，白汤下。

治胎动不安。取甜竹根煮浓汁饮之。

一方以银器煮葱白汁，徐徐温服，治胎漏亦效。倘无银器，瓦者亦可。

一方用冬瓜子一升，炒，水二升，煮汁沸热，分三四服。

一方用杜仲酒炙，瓦上烙干，去丝，木臼中捣为末，蜜丸如弹子大，每服一丸，糯米饮下。

治妊娠误有失坠，胎动不安，腹中痛楚。用砂仁、紫苏、艾叶、葱、酒同煎，不拘时服，或只用缩砂一味，熨斗内慢火炒熟，去皮，为末，每服二钱，热酒调下亦可。

一方用新青竹茹二合，酒煮服，或汤服，或竹沥和姜汁亦妙。

治娠妇患欲去胎方：麦芽一升，和蜜一升，煮汁服之即下，神验。

治胎动下血不止，危甚。用川芎、当归二味，水、酒同煎服效。

一方用鸡肝煮切，以酒一升和服。

治妊妇四五个月，忽腹疼痛。用大枣十四枚，炒黑，盐一钱，烧令赤色，共为末，取一撮，酒调服，立止。

治伤胎，血结心腹痛。取童便日服二升差。

治胎动痛，下血不止。用蜡如鸡子大，煎消三五沸，酒半升投和，尽服之即安。

治胎动者可安，死者可下。川芎、当归、紫苏各等分，上㕮咀，水钟半，酒半钟，煎一钟，不拘时温服。

治误服毒药，致胎动呕血下。捣靛蓝草叶汁一碗，急服即止。

一方用井水调扁豆末二钱亦妙。

治妇人胎前下血，手足麻冷。用生艾二钱，牛皮胶二两，生蜜二两，水三钟，煎一钟半，分作二次温服立效。

治妊娠卒下血。用葵子一升，水五升，煮二升，分作三服。

一方用鹿角胶二两，酒煮消尽，顿服。

一方用阿胶二两，炙，捣为末，生地黄半斤，捣取汁，以酒三升和，绞汁，分三服。

治妊妇下血如月信，恐致胞干损子。用熟地黄一两，干姜（泡）五钱，为末，每服三钱，日夜三四服。

治胎上攻心痛，兼下血。取曲半饼捣碎，水和，搅取汁服。

治胎动腰痛抢心，或下血，或腹胀。用槟榔一两，为末，不时水煮，葱白汁调下一钱匕。

一方取菖蒲根捣汁一升服之。

治妊妇尿血。用阿胶炒焦，为散，日以米饮调下二钱匕。

治娠妇小便数。用桑螵蛸十二枚，研末，作一服，米饮下。

治娠妇小便不利。取芜菁子研末，水服方寸匕，日二服。

治妊娠小便不通。用赤茯苓、冬葵子等分，每服五钱，水二盏，煎一盏服，或为末，每服二钱，米饮调下，不拘时，兼治身重恶寒，眩晕，如转胞，加发灰少许妙。

治妊娠遗尿，及不知出。用白薇、白芍药等分，为末，酒调方寸匕，日三服。

治妊妇患淋烦热。取地肤子十二两，水四升，煎二升半分，三服，温下。

一方用猪苓一两，为末，以白汤三合，服方寸匕。

一方取滑石末，水和如泥，在脐下二寸涂之。

一方取车前子五两，葵根切一升，水五升，煎一升半分，二服。

治娠妇血崩血痢。用黄柏、黄连各四两，苦酒五升，煎减半，温服无时，大效。

治胎漏。用生地黄汁一升，浸酒四合，煮三五沸服之。

一方干艾、阿胶、竹茹各等分，白蜜煎服，甚效。

治娠妇常若烦闷。取竹沥一升，茯苓三两，水四升，合竹沥煎取二升，分三服，不差更服。

治娠妇儿在腹中哭。取多年空屋鼠穴中土，令妇含之，即止。

一方以黄连汁呷之。

治妊娠月未足，腹中痛，似欲产者。用知母末，蜜丸梧桐子大，每服二十丸，不拘时，米饮下。

一方取梁上尘并灶突煤二味，合研，酒服方寸匕。

治妊娠临月易产。用榆白皮焙干，为末，每服方寸匕，白汤调下，日三服，产极易。

一方用五月五日采苋菜和马齿苋等分，为末，每服三钱，井花水调下，易产。

一方用通明滴乳香为末，如觉腰腹痛急，用一钱匕，沸汤或酒调服，甚有益。但不可过多，恐儿骨力伤软。

一方用大麻根三茎，水一升，煎半升，顿服，即易产。胎衣不下，服之亦效。

胎忌

凡有孕，饮食起居悉宜详慎。若食犬肉，令儿无声；食兔肉，令儿缺唇及难产；食马、骡、驴肉，令儿过期不生；食蟹，令儿横生；食干姜，令胎肉消；食荤臭物，令儿患腋气；食梨并太热太冷之物，皆能伤胎。

临　产

凡妇人临产，须要强忍痛，若起来，扶壁倚桌而走，使气血运行顺下，其产即快。切忌贪眠。

治临产晕绝者。以好醋噀面，或以曲末水服方寸匕。不差更服。

一方取麝香一钱，研水服，令易产。

一方取全蛇蜕一条，临痛时绢袋盛之，绕腰围之。

一方取鳖甲烧灰服方寸匕。

治寒月临产，有寒气入产门，脐下胀满，手不敢犯，此寒疝也。用生姜羊肉汤服之，无不应验。

临产恶血冲心，或胎衣不下，或腹中血块痛。大黄一两，为末，头醋半升，熬膏，丸如梧桐子大，患者用温醋化五丸服，余屡用，以下恶血，甚效。有故无殒，不必以产后为忌，待血下服四物汤加人参妙。

难　产

下方原为难产而用，必临盆良久不下，方可用之，切不可未痛而先用也。记之，记之。

此症多见于郁闷安逸之人，富贵奉养之家，贫贱者少有也。古有瘦胎散，盖为湖阳公主制，以其奉养厚，故为此，以耗其气，使和平易产也。然不免有妨于胎，故不可频服。其方枳壳四两，甘草二两，共为末，空心服方寸匕。如点茶法，自五月后一日一服。

如神丹：治难产。巴豆三枚，蓖麻子七枚，各去壳，研入麝香少许，捏作饼子，贴脐立产。

一方用金箔三片，兔毫败笔头三个，烧灰为末，熔蜡为丸如桐子大，作一服，酒吞下。如又经日不下，用云母粉半两，澄过，研细，以无灰酒下，极验。

一方枳壳、甘草各三钱，滑石二钱，上吹咀，水一钟半，煎七分，温服。

一方寻左脚旧草鞋底，烧灰三钱，水调下。

一方用鱼胶五寸，烧存性，为末，温酒调下。

一方用赤小豆生吞七粒，若良久不下，即是女也，又吞七粒即产。

一方用海马手中持之则易产。

一方用双头莲，即催生草，临产时左手把之，随即生下。

一方用石燕子，令产妇两手各握一枚，须臾子下。

一方用蓖麻子七枚，细研，涂脚心，子及胞衣才下，便速洗去，不尔肠出。即用此膏涂顶，肠当自入，两手各握一枚尤妙。胞衣不下同治。

一方吞皂角子二枚，立出。

一方将本年历日前面薄壳有字并印在上者，烧灰，白滚汤服即产。

一方做小艾丸如豌[①]豆大，灸其妇脚小拇指即产。

一方以蒺藜子、贝母等分，为末，米汤下一匙，单以酒吞贝母末亦效。

一方用黄葵子炒干，为末，井花水下三钱，并子典根细切，煎汁令浓，冷服亦可。治胞衣不下。

一方取龙脑研末，少许，以新汲水调服，立差。

---

① 豌：底本、清顺治序本、日本抄本均误作“莞（guān 官）”，据文义改。

治横生倒产。用原蚕子纸，烧灰，为末，每服三钱，米饮下。

一方用灶心土为末，酒调二钱服。儿头戴土出，胎衣并死胎不下，俱可服。

一方用梁上尘，酒服方寸匕效。

一方用蛇蜕一条，蚕蜕二十个，头发一束，共烧灰，为末，温酒调下，仰卧片时，即顺生。

一方用艾叶半斤，酒四升，煮取一升服。

一方捣当归末酒服。

治子死腹中。用鸡子黄一个，生姜自然汁一合，调服。

一方用真珠二两，为末，酒调服。

一方用大豆三升，醋煮浓汁三升，顿服。母闷绝者，亦立产。

一方用麝香半钱，别研官桂末三钱，和匀，作一服，温酒调下。

治三二日不产，或横生倒产，或胎死不下。用地龙洗净，瓦上焙干，陈皮、蒲黄等分，另为末，各以一钱，新汲水调下，极验。

治胞衣不下。剪本妇手足爪甲，炒黄，为末，酒下一匕，更令有力稳婆将产妇抱起，以竹筒从心上赶下数次即下。亦治横生逆产。

一方以荷叶剉碎，水煎浓汁，温服。

一方取牛膝八两，葵子二两，以水九升，煎三升，分三服。

一方以雄鼠屎七粒，水三升，煮一升，去滓，取汁作粥食之。

一方用赤小豆一升，炒过，水三升，煮二升，去豆取汁，温服立下。

一方取弓弦缚腰，及烧铜弩牙淬酒，或醋饮之亦好。此皆快速之义也。

一方取其夫之裤倒转，将裤腰向下，裤脚向上，束于腹上，其胞自下。

治月未足，胎死腹中者。用大黄，头醋煮汁，服一二升，立产。

产　后

妇人产后血气俱虚，盖虚生热，热生风，多有风痉血晕之症，但不可作真中风而治，宜补血益气、清热导痰而愈。

治产后诸气血病。取桃仁一千二百枚，去双仁并尖、皮，捣令极细，以清酒一斗半，研如麦粥，入小项瓶中，面密封之，纳汤中煮一伏时，药成温酒和服一匙，日二服。

治方产后血往上冲，昏晕欲绝者。急以红花一撮，用好酒半瓯，煎数沸，入童便二盏，乘热灌下立醒。

治产后恶血上攻，仓卒昏乱。用当归二两，煎服即定。

治产后余血攻心，或下血不止，面青身冷。用新鸡血一盏饮之，三两服妙。

治产后恶血冲心，痛气闷绝。用桂心三两，研末为散，以狗胆汁和丸如樱桃大，苦酒磨二丸，不拘时服。

治产后血气暴，虚汗出。以淡竹沥二合，微暖服之。

治产后昏闷汗出。用羚羊角烧末，以东流水服方寸匕，未差再服。

治产后血晕。用苏木三两，剉碎，水五钟，煎二钟，入少酒，分作二服。

一方用韭菜切断，置酒壶内，将滚醋倾入，塞口，以小口对鼻熏之。

治产后血晕，不知人事，狂言乱语。用穿山甲一两，童便浸一宿取出，慢火炙令黄，为散，每服一钱，狗胆少许，热酒调下，不拘时服。

治产后血晕，心闷气绝。用丈夫小便浓磨墨一升服。

一方剉续断皮一握，水三升，煎一升，分三服，良久再煎服。此药能救产后垂死。

一方用麻子三升，酒五升，煮二升，分温二服，当下恶物，烧红炭入醋中，熏其鼻，又取乱发不住烧之，或以旧漆器烟熏之，俱妙。

治产后血晕，虚火载血上行。用鹿角烧灰，出火毒，为末，酒同童便灌下，行血极快。

治产后血晕，昏迷不省。用五灵脂，拣净，生一半，熟一半，为末，每二钱，温酒调下，温汤亦可。口噤者斡开灌入喉即愈。

治产后即眠，致败血攻心，发晕放死者，即便扶起，用陈皮煎汤少加好醋，调服而愈。

一方用童便半茶盏，加酒一盏，温服愈。

一方以半夏为末，水丸豆大，纳鼻中即苏。

治产后下血不止，炙桑白皮煮水饮之。

一方取桃树上不落桃烧灰，和水服。

一方取菖蒲二两，以酒二升，煮分两服止。

治产后血泄不止，瘀血块痛。取桂心、干姜等分，研末，空心，酒调服方寸匕。

治胎堕下血不止。以桑木中蝎虫烧末，酒服方寸匕，日三服。

治产后恶血不尽。取升麻三两，清水五升，煎二升半，温服，二服当吐下恶物。

一方取新屠羊血一盏饮之，三两服妙。

治产后秽污不尽，腹满心闷，手脚烦热血晕。用延胡索为末，酒调一钱服，立效。

一方用生姜三片，以水煮汁服。

一方取麻子五升，酒一升，渍一宿，明旦去滓温服一升，食先服。不吐不下，夜再服。

一方取清酒一升，生地黄汁和煎一二十沸，分三服。

一方用生藕汁二升饮之最妙。产后忌生冷，唯藕不忌，能清血故也。

一方用麻黄去节，杵末，酒服方寸匕，三服，血下即止。

治妇人血风攻脑，头旋闷绝。取喝起草（即苍耳草）嫩心，不限多少，阴干，为末，以常酒服一大钱，不拘时服。此药善通顶门，其功效大。

治产后有痰，闭口不语。用白矾研细，姜汁调二钱灌之。

治产后舌缩，口渴不止，打鸡子一个，热水一盏冲之，少时服。

治产后血入心经，语言颠倒健忘。没药、血竭等分，为末，童便和酒煎，调二钱，恶血自下而愈。

治产后血气逆心，烦闷心痛。用水牛角烧末，酒服方寸匕。

治产后咳逆气乱心烦。取干柿一个碎之，以水十分，煮热呷之。

治产后恶心不止。用白术三钱，生姜五片，水一钟，煎六分，温服。

治产后心闷，目不开。用赤小豆生捣末，东流水服方寸匕，未差再服。

治产后血入肺经，面赤发喘欲死者，不可错认为痰气与火。用人参一两，为末，苏木二两，捶碎，水二碗，煎苏木一碗，去渣，调人参末服，方可救。

治产后腹中绞刺痛。取羌活二两，酒、水共二升，煎一升，分二服。（中风语涩，体痛，俱可用）

治产后腹中瘕痛。用桂末温酒服方寸匕。

治产后秘结，膨胀不通气急，坐卧不安。用麦蘖[①]末一合，酒调服，良久即通，神效。

一方用多年陈荆芥穗，灯烟上燎焦，存性，每服三钱。

治产后不能食，烦满。用小豆三七粒，烧末，筛细，冷水顿服之。

一方用白犬骨一味，烧灰，研末，白水调服。产后血崩亦可服。

治产后气逆。以青橘皮、葱白，童便煎服之。

治产后遍身如粟粒，热如火。以桃仁研，腊月猪油敷上，日二易。

治产后血闭不下。用桃仁二十枚，去皮、尖，同藕煎服。

一方用蒲黄三两，水三升，煎一升，顿服。

济阴返魂丹：治胎前产后百症。照后开引下神效。用益母草一味，其草即充蔚子叶，类火麻，对节而生，方梗凹面，四五六月间节节开紫花，南北随处有之。此草生二种，白花者不是。于端午日小暑，或六月六日花正开时，连根收采，阴干，

---

① 麦蘖（niè 聂）：麦芽的别称。

用时不犯铁铜器，以石臼捣罗为细末，炼蜜为丸如弹子大，每服一丸，各照后开汤下若量。加木香、全当归、赤芍药尤妙。其药不限丸数。以病愈为度。日服三五丸。或丸如桐子大，每服五七十丸，熬膏尤佳。治法列后。

敖膏法：益母草不限多少，依前法采连根叶茎洗净，用石臼内捣烂，以麻布滤取浓汁，入砂锅内，以文火熬成膏，如黑砂糖色为度，入瓷罐内收贮，每服用一茶匙，极妙。

胎前脐腹刺痛，胎动不安，下血不止。水煎秦艽，糯米汤或当归汤亦可。

胎前产后，脐腹作痛作声，或寒暑往来，状如疟疾者，温水汤下。

临产并产后，各先用一丸，童便、酒化下，安魂定魄。气血调顺，诸病不生。又能破血痛，养脉息，调经络，功效不能尽述。

产后胎衣不下，落在胞中，及产前一切产难、横生不顺、死胎经日不下，胀满、腹中肚痛心痛，炒盐汤下。

产后中风，牙关紧急，半身不遂，失音不语。童便、无灰酒各半下。

产后气喘咳嗽，胸膈不利，恶心，口吐酸水，面目浮肿，两胁疼痛，举动失力者，温酒下。

产后两太阳穴痛，呵欠，心忪气短，肌体羸瘦，不思饮食，血风身热，手足顽麻，百节疼痛。温米汤饮下。

产后眼前黑暗，血晕血热，口渴烦闷，如见鬼神，狂言不省人事。薄荷自然汁下。如无生者，浓煎汤及童便、酒各半下。

产后面垢颜赤，五心烦热，或结成血块，腹脐奔痛，时发寒热，有冷汗者。童便、酒各半下，或温薄荷汤下。

产后余血恶露不尽，结滞，腹脐刺痛，恶物上冲，心胸满闷。童便、温酒各半下。

产后未经满月，血气不通，咳嗽，四肢无力，临睡自汗不止，月水不调，久而不治则为骨蒸之疾。童便、酒下。

产后鼻衄口干，舌黑。童便、酒下。

产后大小便不利，烦躁口苦者。薄荷自然汁下。如无生者，浓煎汤下。

产后痢疾，米汤下。

产后泻血，水煎枣汤下。

产后赤白带，煎胶艾汤下。

血崩漏下，糯米汤下。

勒奶痛或成痈。为末，水调涂乳上，一宿自差。或生捣烂敷上亦可。

妇人久无子息，温酒下至十丸二十丸效。

赤白带

治白带，多因热为病。用白芷四两，石灰四两，同芷淹一日，夜去灰，以白芷炒焦为末，米饮调，空心服。

一方用黄荆子炒焦为末，米饮调服。上可治心痛，下可治白带，能燥湿痰。

治妇人赤白带下，久不差。取白芍药三两，干姜半两，细剉，熬令黄，捣末，空肚，和饮服二钱匕，日再服。

一方禹余粮醋淬，干姜等分，研末，空心，温酒调下二钱匕。

一方用益母草花开时采，阴干，为末，每服二钱，空心，温酒下。

治白带下，脐腹冷痛，面黄虚困。用白葵花一两，阴干，为末，每服二钱，空心，温酒调下。如赤带下，用红葵花，分两同。

治赤白带下。用云母粉，温水调服三方寸匕，立效。

治白淫。用花椒、糙糯米等分，为末，酽醋打糊丸如梧桐子大，每服三四十丸，食前醋汤下。

一方用狗骨烧灰，研细末，每服一二钱，食前白汤下。

崩漏

凡人虚则下溜，热则流通，故治法以补虚清热为主。所谓急则治其标也。

治崩漏。白芷一钱，煎汤，调百草霜末一钱，服后以四物汤加干姜补之。

治妇人血山崩。用血见愁草一大把，切碎，水二碗，煎七分，露一宿，加酒一钟，空心温服。

一方用荆芥烧存性，为末，每服二钱，空心，米汤下。

一方用槐花、百草霜为末，各等分，每服二钱，空心，温酒调下。

一方用蒲黄炒黑，出火毒，防风等分，为末，每服二三钱，酒调下。单用蒲黄亦效。

一方用三叶酸浆草，阴干，为末，空心，酒下三钱匕。

一方取防风，去芦头，炙赤色，为末，每服一钱，以面糊，酒调下，更以面糊酒投之。

一方取丁香二两，以酒二升，煎取一升服。

一方用五灵脂十两，捣罗为末，以水五大盏，煎至三盏，去滓，澄清，再煎为膏，入神曲末二两，和丸如梧桐子大，每服二十丸，空心，温酒下。

一方用陈棕、旧丝绵、莲房俱烧存性，各等分，为末，每服二钱，空心，温酒调下。

一方用臭椿根并茎叶，烧灰存性，每服二三钱，汤酒任下，蜜丸更妙。

治崩中连日不止。用熟艾，鸡子大，干姜一钱，水五盏，煎至二盏半，入炒阿胶末半两，消化温分三服，空腹、食前，一日服尽。

一方用槐花烧灰，为末，每服方寸匕，酒调，不问年月远近皆治。

一方用伏龙肝末五七钱，米泔水半碗，调服即止。

一方用破故纸炒黄，蒲黄炒，千年石灰，炒黄，等分，为末，每服三钱，空心，热酒调服立止。

一方水调生面一斤，分为十块，每块安绿矾五分在中间，火煅存性，约有五六两之数，再加败棕灰、败箬灰，照前等分为末，煮枣烂捣为丸如梧桐子大，每服六七十丸，日一服，淡盐汤或醋汤下。

一方用百草霜二钱，狗胆汁，一处拌匀，分两服，以当归酒调下。

一方用盐卤豆腐一斤，以醋煮之，须文武火煮一夜，次早空心食之。重者不过五块。

阴脱肿痒疼痛

治产后脱肠不收。用油五升，炼熟，以盆盛，候温，令产妇坐油盆中，约一顿饭久，用皂角炙脆，去粗皮、筋、子，为末，以少许吹入鼻中，令作嚏立差。神效。

一方取蛇床子绢袋盛，蒸熨之。亦治阴户痛。

一方烧兔头末傅之，效。

一方用铁精、羊脂二味，搅匀稠，布裹炙热推纳之。

一方用枳壳二两，去瓤，煎汤，温浸肠，久即收，以水一斗，投灰中，澄清，暖洗，须臾即上，神效。

一方用鲫鱼头焙干，为末，半服半搽，即收上。

治产后阴痛烦闷。枯矾、五倍子等分，以桃仁研膏拌匀敷。

一方用桃仁，去皮、尖，细研，四五次抹之。

治阴痒脱。烧矾一味，研为末，空心，酒调服方寸匕。

治阴痒，搔之痛闷。取猪肝炙熟，纳阴中，虫随肝出愈。

治产后肠痒。以箭杆及镞安卧席下，勿令本妇知之。

治阴户疼痛。取乌贼鱼骨烧末，酒下方寸匕，日三服。

一方取牛膝五两，酒三升，煮一升半，去渣，分三服。

治阴肿坚痛。用枳实半斤，碎，炒令热，故帛裹熨，冷即易之。

治产后儿枕痛。用山楂，㕮咀，浓煎，加砂糖一匙饮之。

胎前产后乳症

治吹乳方：用鹿角屑炒黄，为末，温酒调下，仍以牙梳梳四旁愈。

一方用生半夏一个，为末，将葱白半寸，捣和为丸，绵裹塞鼻中一夜即愈。左乳塞右鼻，右乳塞左鼻。初服甚妙。

一方用芭蕉叶捣烂傅贴。

一方用穿山甲炙黄，木通各一两，自然铜半两，生用，共为末，每服二钱，温酒调下。

一方用鼠粪五十粒，麝香一字，为末，食后热酒一盏调服，立愈。

一方取白丁香，捣罗为散，不时温酒调下。

一方以金银花阴干，为末，温酒调下。

一方用男子梳上百齿霜，饭丸如桐子大，酒下三丸。

一方用皂角烧灰一钱，蛤粉一钱，热酒调服即效。

治吹乳不痒不痛，肿硬如石。取青皮二两，汤浸去瓤，炒为末，不时温酒下，神效。

一方取栝楼黄色大者一枚，熟捣，以白酒一斗，煮至四升，去滓，温服一升，日三服。

一方以水调面如粥饮，即投无灰酒一盏共搅，极熟如稀粥热吃，仍令人徐徐按之，药行即差。

一方取好酒磨桑黄，热服即愈。

一方生、炙甘草各一钱，新水煎服，即令人吮乳。

治吹乳乳痈。金银花、蒲公英（即黄花地丁）各等分，用水、酒各一钟，煎一钟，不拘时温服，渣捣烂敷患处。不能饮者，量加此酒可也。

一方用橘红四两，或橘叶煎汤热服，立效。

治乳痈初发。用贝母研末，温酒下二钱，即以两手置桌上，令乳按手摩之，良久自通。

一方用枣七枚，去核，取鼠屎七粒，入枣内，火煅存性，研末，入麝少许，温酒调服。

一方火煅石膏，碗覆地上，出火毒，酒调三钱。

一方紫苏叶煎汤，频频热服，以滓敷乳上妙。

一方用白面半升，炒黄色，以醋煮为糊，涂乳上即消。

一方用朴硝炼成者半两，细研如粉，每服以蜜水调下一钱匕，日三四服。

一方以萱草根杵捣汁，热酒冲服，渣敷患处。

一方用白姜石为末，以鸡子白和如饧，傅肿上，干则易之。亦治疔肿。

一方用益母草和生酒，捣烂傅之。更和酒饮一盏。乳硬，以木梳梳之。

一方取人牙齿烧灰，细研，酥调患处。

一方用橘红麸炒微黄，研末，二钱，加麝少许，酒服。

一方取香附捣末，醋煮厚傅之。

一方以蔓荆根、叶，净择去土，以盐和捣，傅痈上，热即换，三五度。冬无叶用根切，要避风。

一方用樟、柳皮炙热，频熨一宿效。

一方用蛇蜕皮一尺，烧灰为末，温酒调下，硬处即软，次用车脂和蛤粉，丸如豌豆大，每服一丸，温酒送下，立愈。

一方用五月五日粽箬烧灰，酒调服即散。

一方熬热猪脂涂之，仍用热油调服一钱匕。

治乳结硬疼，用鲫鱼一头烧灰，酒服方寸匕，汗出差。

一方用鳝鱼皮烧灰，空心，暖酒服二钱。

治妒乳硬，欲结浓令消。用鹿角于石上磨白汁涂之。

一方以马溺涂之。

一方用葵根及子为末，酒服方寸匕愈。

一方用蒲黄草，捣末傅上，日两易之，并前叶汁饮之。

治乳痈成脓，痛不可忍。用蜂房烧灰，为末，每服二钱，水一盏，煎六分，去滓，食后温服，大效。

治乳石发动，小便淋涩不通，心神闷乱。用船底青苔茹如鸡子大，以水一钟，煎五分，去滓，温服，日三四服。

治害乳腐烂。用靴内年久桦皮，烧灰，酒服。

治乳汁不通。用丝瓜、莲子烧存性，酒下一二钱，被盖取汗即通。

治乳汁少，炒芝麻，捣烂，入盐少许食之。

一方用鬼箭五两，水六升，煮四升，一服八合，日三服，大效。

一方烧野猪膏，每用一匙，和酒一盏，日三服，十日后，可供三四孩儿饮。

一方用三棱三个，水二碗，煎一碗，洗奶取汁，极妙。

一方取鲤鱼一头，烧灰，为末，酒调一钱匕。

一方用白僵蚕二钱，研末，以芝麻、茶叶末一钱，煎汤调服。

一方取簸箕虫一枚，水半合，滤清服之。

一方用鼠一头，烧末，以酒服方寸匕。二方俱勿令服药者知之。

一方以石膏三两，水二升，煮三沸，三日令饮尽，效。

一方取栝楼仁炒干，令香熟，为末，酒调一钱匕，合面卧少时，或烧灰，酒调亦可。

一方用赤小豆煮汁顿饮，乳如泉流。

卷之七

小儿门

凡小儿之病，虽有百端，然大半胎毒而小半伤食。其外感惊风等症，则十中之三四耳。为父母者，安可不谨节调养者乎。愚老《全幼心鉴》云：若要小儿安，三分饥与寒。斯言极当，识者思之。

初　生

凡将娩时，辰砂研细，磁石去铁净，黄连去芦、须，研末，甘草，俱宜预蓄。治小儿初生无肌，肤色赤，俱有红筋，盘上因受胎未得土气者。用车辇土扑之，三日后，肌肤自生。

一方用早白米磨粉扑之亦可。

治小儿初生。用甘草一指节长，炙透，剉碎，以水二合，煮取一合，以指头缠绵蘸汁，点儿口中约一蚬壳，吐出胸中恶汁，侍其饥渴，更与之。若两服不吐尽一合止，则儿智慧无病。

一方用猪胆一枚，以水七升煎取四升，澄清浴儿，令长大及终身永无疮疥。

一方用黄连去芦、须，照前法用。

治小儿初生不能发声，俗谓之梦胎，多不知救，深为可悯。今后遇此，不可断脐。将火炙胞衣，令暖气入腹，却取猫一只，用青袋裹其头足，令一伶俐妇人拏住猫头，向儿耳边以口着力，咬破猫耳，猫必大叫，儿即醒发声转生矣。

治小儿初生，大小便不通，腹胀欲绝者。令妇人以热水漱口，吸咂儿前后心、手足、脐下共七处，约三五次，取红赤色为度，须臾自通。

治小儿初生，将软绢缠手指，拭去口中污血，再以蜂蜜少许，调朱砂遍擦口内，以免胎毒疮患。又于六日内，用朱砂如豆许，研细，蜜调，以绵蘸取令儿吮之，一日令尽，牛黄更妙。

治小儿初生，被风鼻塞。以天南星二钱，为末，姜汁调成膏贴囟门，通即除之。

育小儿要法：开乳不宜早，宜浴不宜频，母忧惊恼怒不可与乳，欲寐不可与乳，房劳不可与乳，儿啼未定气息，不可与乳，不宜终日怀抱，闭藏密室，又不可抱出，冒风远行，更防异色秽气客忤，期岁莫与荤腥肉食，此皆切要者也。又闻开乳以猪乳，则令儿病少痘稀。

治小儿胎中受热，生下面赤，眼闭不开，大小便不通，不能进乳。用泽泻二钱半，生地黄二钱，猪苓、赤茯苓、天花粉各钱半，茵陈、甘草各一钱，剉碎，和匀，每服三钱，煎七分，令乳母食后控去宿乳服药，少顷乳之。

治小儿生下遍体皆黄，身热，大小便不通，乳食不进，啼叫不止。用生地黄、赤芍药、川芎、当归、天花粉各一钱，水一盏，煎七分，乳母服并略滴些，小与儿口中。

治小儿初生不饮乳，及不小便。用葱白一寸四破之，以乳汁入银器煎，灌之立效。

重舌　木舌

治小儿重舌，又名雀舌。用巴豆半粒，饭粘四五粒，共捣烂为饼，如黄豆大，贴在眉心印堂中，待四围起泡去之，即愈。

一方用黄柏末和苦竹沥点舌上。

一方用马牙硝研末，涂舌下，日三度。鹅口疮亦妙。

一方用鹿角研末，细筛，涂舌下，日三度。

一方用蛇皮炙焦，为末，涂舌下，日三度。

一方以黄丹纳管中，涂舌下。（以上俱如豆许）

治木舌舌下生薄膜，如石榴子，中隔皮之状，有连舌尖绊住，不能吮乳，正在舌下总筋之上。治法用针横刺膜中，直勒至舌尖上，断此膜，舌即能伸。须看仔细下针，勿穿在总筋之内，刺后血出，用蒲黄涂之，或墨亦可。

一方以乱发烧灰，细研半钱，涂舌下。

一方用竹沥渍黄柏，时时点上。或用真蒲黄亦可。

一方取羊乳饮之。

一方烧蜣螂灰和唾傅之。

一方取釜下土，苦酒和，涂舌下。

一方用蜂房烧灰，研细，酒和如膏，傅舌下，日三四度。

一方烧乌贼骨，和鸡子黄，傅喉舌下。

一方用木兰皮，长一尺，广四寸，削去粗皮，醋一升渍，取汁注舌下。

一方用针刺，去恶血即愈。

治小儿舌肿塞口欲满者。用紫雪一分，竹沥半合，研匀，频置口中，以尽为度。

撮口脐风附脐病

初生儿齿断，及舌两旁有小水泡，如粟米者是也。七日内发难治，过此者可治。切不可针灸，动其五脉，以成痫症。戒之，戒之。

治小儿撮口脐风。用完全生葱二根，捣汁，用真僵蚕三个，研末，调涂其母乳头上，令儿吮之，或用乳调蚕末灌之，儿口即开。

一方以热汤蘸布，裹手指轻轻擦破即安，不用服药。神妙。

一方以生甘草煎浓汤饮之，令吐痰涎，后以乳汁点儿愈。

一方烧马齿苋末傅之。

一方以指甲捻破，用蜈蚣汁点之，如无生者，干者亦可。

一方以夜合花浓煮汁，拭口并洗。

一方以盐豉纳脐上灸之。

一方用艾叶烧灰，填脐中，以绵缚定即愈。

一方于临产月预备明矾二两，炼枯，研末，听用。儿下浴连，即将脐带离脐三指缚住，然后结脐带，须留极长，离胞衣三指许缚住，用剪挨根断之，次以棉纸拖香油平铺掌心，团脐带于纸上，擦以矾末，用绢裹束于肚，永无脐风之患。每日洗儿口，看有黄白泡，点即拖去，浓磨好墨抹之，神效。

一法用小镜、钥匙各一件，荷包一个，揭开各悬于门上，满月收之，三朝将床席抖过再铺，解脐风厄。

治小儿犯撮口风、荷包风、鹅口风、脐风等项，并牙跟边生白点，名为马牙。作痛啼哭，不吃乳，即看口内坚硬之处，或牙跟边白点，将针挑破出血，用好墨调薄荷汤，以手搅过，再用其母油发，蘸墨遍口擦过，仍用青绢蘸新井水展口，即愈。

治小儿脐风疮，久不可治。虾蟆研末傅之，月三四度。口疮亦可治。虾蟆，五月五日的更好。

一方用龙骨烧灰，研末傅之。

一方取蜂房烧灰傅之。

一方取当归末傅之。

附脐病

治小儿脐风，疮汁出。以盐二两，豉二合，和研烂，捻作饼子如钱大，安新瓦上炙热，纳脐上。

治小儿脐湿不干。用乱发烧灰，为末掺上。又脐中汗出并痛，枯矾末敷之。

一方用当归焙干，为末，频频掺之自安。

治小儿月内脐中出血，多啼叫。以白石脂研细末贴之，未愈，微微炒过，放冷再贴，不得剥揭。

治小儿脐肿。取桂心炙热熨之，日四五度。

治小儿脐间赤肿。以杏仁研烂傅之。

夜　啼

多受胎中寒热不正之气。

治小儿夜啼。用灯花三四颗，研末，灯心汤调抹口中，以乳汁送下，或烧灯心灰涂乳上，令吮之。

一法用五倍子末，津唾调填脐内。

一方研当归末一小豆大，乳汁灌之，日夜三四服。

一方取胡粉水调如豆大，日三服。

治小儿惊啼。取前胡研末，蜜丸如小豆大，日服一丸，熟水下。

一方取马瓦烧末，傅乳上，饮之。

一方取鸡窠草安席下，俱勿令知。

一方取井边草着席下。

一方取狼屎中骨烧末，如黍米许服，即定。

一方取牛黄如小豆大，乳汁化下。

吐 哕

治小儿呕哕不止。用白芝麻一合，酒半升，煮三合，去芝麻服之，大效。

治小儿吐乳不止。用蚯蚓粪为末，每服半钱，空心，米饮调下，大效。

治小儿吐不定。用五倍子二个，一生一熟，甘草一根，湿纸包裹，焙干，同研末，每服米饮调下五分，立差。

治小儿哕。以鹿角粉、大豆等分，为末，用乳调匀，涂乳上，令儿吮之。

治小儿烦热哕。以牛乳一合，姜汁一合，银器中漫火煎过五六沸。一岁儿饮半合，徐量大小加减服。

泄 泻

治水泻。椒红散：用椒二两，醋二升，煮醋尽，慢火焙干，为末，贮瓷器中，每服二钱，酒水任下，或取去目椒一分，为末，酥调之，傅脑上，日三易亦效。

治热泻。用黄柏，削皮，炒，捣为末，以薄荷饮为丸如粟米大，每服二十丸。

治小儿泄泻，不肯服药。用鲜梧桐叶煎汤，频频洗足跟，自止。

治小儿泄泻不止。用肉豆蔻一枚，剜窍入乳香少许，面裹煨熟，去面，研细，作一服，空心，米汤调下。

治小儿百日内泄泻，或呕吐。用丁香十枚，陈皮一钱，壮妇乳汁一盏，入瓷罐内盛之，隔汤滚数沸，温服。倘不效，再用乳汁煎过，去渣服之。以上药当量人之大小，或作四五次用。

客　忤

治马惊客忤。取马尾于儿面前，令烧之，咽烟气差。

一方取马屎二升，烧令烟绝，以酒三斗，煮三沸，去渣浴儿。

治小儿客忤。取书中白鱼十枚，傅乳头上，饮之。

一方取铜镜子鼻，烧令赤，少许酒淬，少少与儿饮之。

一方用麝香少许细研，乳汁调涂口中差。

一方烧桔梗末三钱，饮服。

惊　风

急惊属肝木，风痰有余之症。治宜平肝镇心，驱风消痰，降火清内。

慢惊属脾土不足之症，因吐泻大病后，元气不足，治宜补中兼疏利，不可不知。

治小儿急慢惊风。用乳香、甘遂等分，为末，每服半钱，乳香汤调下，或童便调亦妙。

一方用冷坑中粪清水，一呷与之服即愈。

治小儿未满月，惊似中风欲死者，用朱砂为末，新汲水调涂五心上，立效。

治小儿吐泻，脾惊风，一二岁可服。

朱砂（五厘，二岁以上一分，三岁四五分），全蝎（一个，去足翅，一岁一个，三岁二个），共为细末，白汤调服。

治小儿急慢惊风。用五月五日午时，取白颈蚯蚓，不拘多少，去泥焙干，为末，加辰砂等分，和匀，糯米糊为丸绿豆大，金箔为衣，每服一丸，白汤下。取蚯蚓时，先以刀截两段，断时跌快者治急风，跌慢者治慢惊。作二处修合，极效。

又仙传急惊风并治大人中风、中痰，服之立效。不许受谢，并食病家茶酒，犯者不效。

生白石膏十两，辰砂五钱，各研末，和匀，大人每服三钱，小儿一岁至三岁一钱，以次渐加，生蜜调下立效。

治小儿惊风。以白僵蚕、蝎稍等分，天雄尖、附子尖共一钱，微炮过，为末，每服一钱，或五分，生姜温水调灌之。

治惊风。取雀屎白，水丸如麻子，服二丸。

一方取荆沥汁饮之。用黄荆木火烧，如取竹沥法。

治惊风口噤，乳不下。用白棘烧末，水服一钱，蜜丸，汤化下尤妙。

治惊啼。烧乱发灰，酒调服之。

治卒惊，似有痛处而不知疾状。取鸡冠血，临儿口上滴少许，效。

治卒惊，状如物刺啼号者。烧猬皮灰涂乳头上，令吮之。

治小儿月内惊风。歌曰：七个僵蚕三个蝎，一粒朱砂一片雪，不拘惊风与慢风，药引须用生人血。每用一分或半分，涂儿舌，以乳汁送下。（雪，轻粉；血，即乳也）

古方三痛丸：治小儿百二十种惊痫。荆芥穗三两，白矾一两，半生半枯，共研极细，面糊丸黍米大，朱砂为衣，姜汤下。

治急慢惊。青蒙石末一两，焰硝一两，同入干锅内，炭火煅红，须消尽为度。候冷如金色，研为细末，急惊风痰发热者，薄荷自然汁入蜜调服。慢惊，脾虚者，以青州白丸子碾，煎稀糊入熟蜜调下，神效。

疳积

治小儿疳积。用椿白皮晒干，为末，淘粟米，去壳涩，研浓汁，为丸如桐子大，米饮送下，十岁三四丸，量大小加减。又研一丸，放竹筒内，吹入鼻中，三度差。

一方用白芙蓉花阴干，为末，用鸡肝破开，入花末在内，饭上蒸熟食之。

治小儿疳羸。端午日取虾蟆、眉脂、朱砂、麝香为丸，如麻子大，空心，乳汁下一丸。

一方取蜗牛壳七枚，洗净，不得染尘土，令干，以酥蜜浸瓷盒中，用纸糊入饭甑内蒸之，饭熟取出，研细，渐渐服之，一日令尽。

治小儿疳积，腹胀如鼓。每日用虾蟆三四枚，去头、爪、皮、肠，止用本身四腿，切五块，白水入盐、酒、葱、椒，煮熟与吃，以愈为度。

治小儿疳眼。苍术一两，银柴胡一两，甘草三钱，共为末，用不落水鸡肝一付，入药在内，新青布包裹，入砂罐，水煮待熟取出，连汤服之效。

治小儿疳痢。取益母草绞汁，稍稍服。

一方用椿树根白皮，取土中不见风者，细剉，捣如泥，取面推作馄饨，子如小枣，勿令破，煮熟吞七枚。忌油腻、热毒物。

治小儿疳痢，肚胀。用鸡子一个，打破眼，如豆大，纳巴豆一粒，去皮，腻粉一钱，以五十层纸裹于饭甑上，蒸三度，放冷打破，取鸡子内豆粉，一时研入麝香少许，添糊丸如米粒大，食后卧，温汤下二丸或三丸。

治小儿疳泻。用赤石脂杵罗为末，以粥饮调半钱，服立差。或以京芎等分同服，更妙。

治小儿疳热泻痢。煮地榆汁饮之，或蜜丸汤饮化下亦可。

治小儿疳肚胀，或时泻痢，冷热不调。以漏芦一两，研为末，用猪肝一两，药末一钱，盐少许，以水煎熟，空心顿服。

一方用核桃三斤，皮硝八两，煮透取起，每服三个，吃尽即愈。

杂症

治小儿疳痢，痔疾。用益母草叶煮粥，并绞汁服之，立差。

治小儿尸疰、劳瘦，或时寒热。取鳖甲一枚，烧灰，杵为末，新汲水调下一钱匕。

治羸瘦。用甘草二两，炙焦，为末，蜜丸如绿豆大，每以温水下五丸，日三服。

治颅解不合。取驴蹄，不计多少，烧灰，以生油和傅于头缝中，以差为度。

一方取生蟹足骨半两，焙干，白蔹半两，为末，用乳汁和贴骨缝上，以差为度。

治小儿寒热。用猪后蹄烧灰，以乳汁调一撮服之。

治小儿多热。研郁李仁如杏酪，一日服二合。

治小儿脑热，常闭目。用大黄一分，粗剉，以水三合，浸一宿，一岁儿每日与半合，服余者，涂顶上，干更涂之。

治小儿心脏热昏，烦躁闷，不能食。用梨三枚，以水二升，煮取一升，去滓，入粳米一合，煮食之。

治小儿身热。以白芷煮汤，浴身凉。

治小儿龟背。用龟尿摩胸背上差。（以龟置镜上自溺）

治小儿脾气不足，好吃土。于市上买羊肉一块，以布系之，就地拖到家，洗净，煮熟，与儿食之，五服全好。

治小儿食土。取黄土浓煎黄连汁投之，日干与吃。

治吃泥土胀。用腻粉一分，以砂糖和丸，如麻子大，空心饮下一丸，良久泻泥土效。

治小儿忽面目皮肉并黄。取生栝楼根捣汁二合，蜜一大匙，二味暖和，分再服。

痘 疹

验痘法：痘疹欲出，先发热，热日愈多愈好，目如醉，耳后红纹现，耳轮、鼻尖、指尖冷是其候也。其症有二种，一则发斑，俗谓之疹，稍轻，唯痘最重，与伤寒相似。有因外感而发，有因内伤而发，有时气传染而发。春夏为顺，秋冬为逆，随表里虚实解毒三法调治。

治痘疹要方，名兔血丸：腊月八日，采生兔一只，取血，以荞麦面和之，少加雄黄四五分，炙干，成饼丸。初生小儿，三日后如绿豆大者，与二三丸服，乳汁送下，遍身发出红点是其征验。有终身不出痘疹者，虽出亦不甚稠密也。婴儿已长成，会饮食者，就以兔肉啖之尤妙。或云不必八日，但腊月兔亦可。然终不若八日为愈也。

小儿将出痘时，取经霜丝瓜连蒂三寸者，烧灰存性，为末，又用炒糯米煎汤，不拘时调服二钱匕，出痘必稀。

一方以红、绿、黑三味豆等分，和甘草煮烂，任意食之。

一方用好朱砂为末，将磁石成块者，同炒三次至朱砂黑色，去磁石，用朱砂末，每用少许蜜调服则痘稀。

一方以黄牛粪火焙干，为末，蜜汤调服二钱，或入饮食中用亦可。预先常服更妙，屡效。

治痘疹。细切紫草二两，以百沸汤一大盏泡，便以物盖定，勿泄气，候身体温，量儿大小，自半合至一合服之，疮虽出亦轻减。

一方以牛蒡子炒，令热，杵为末，每服入荆芥二蕙，水一盏，同煎至七分，温服。如疮已出，服之亦妙。

治小儿疹痘欲令速出。用胡荽二三两，切细，以酒二盏煎沸，沃胡荽，便以物合定，勿令泄气，候冷去滓，微微从顶以下喷一身令遍，除面不喷，滓用袋盛，挂帐中，余药乳母服之。

治小儿出疮疹不快。用蝉蜕水煎汁与服，甚良。

治痘疮未透，心烦狂躁，气喘妄语。用龙脑一钱，细研，旋滴猪心血，丸如芡实大，每以紫草汤下一丸。

治痘疮未成脓。以波斯青黛，如大枣许，冷水研服。

治痘疮不起。锦纹大黄大者一二斤一块，粉草五七茎，用腊月粪一担，盦之入土中，候粪变土色取出，听用。大黄二分，甘草一分煎服，神效。

一方用紫荆花一撮，擂酒服。

一方用败下梅花瓣阴干，加飞过朱砂等分，为末，每服六分，白汤调下。

一方用荸荠捣汁，和白酒浆顿温服之即起，但不可顿大热，大热则反不妙，慎之。

治小儿痘灰色不起，并水泡等样，须早服保元汤，用人参饭上蒸者一钱，黄芪蜜炒一钱，炙甘草一钱，水半茶盏，煎二酒钟，温服。如痘不结痂，亦用此方，加当归，酒洗，一钱煎服。若迟服则正气助邪气，恐难救。

治小儿痘疮黑陷。用穿山甲烧灰存性，为末，加麝香少许，和匀，酒调五分，或一钱服之，量年大小，以为多寡，一二服即起，无麝亦可。

治痘疮倒陷。去节麻黄半两，以蜜一匙同炒，良久以水半升煎，热沸去沫，再煎去三分之一，不用滓，乘热再服之，避风，其疮复出。

一方以无灰酒煎麻黄服之，尤速效。

治痘疮中间有黑大者，或臭者，即是痘疔，宜急治之。用珍珠五粒，研极细末，另将豌豆四十九粒，头发一钱，各烧灰存性，为末，取胭脂汁调成膏，拨疔点之，即时变为红满矣。

研珠法：用豆腐一块，劈开挖一堀，将珠藏内，再以腐合上，入灰火内煨，腐干取出，研易碎。

一方取蔓荆捣汁，以银簪挑破，用汁涂上，食顷根出。

一方以马齿苋烧灰傅之，根随药出。

一方研朴硝，以猪胆汁和涂之效。

治小儿痘疮湿烂，不结痂。用干绿豆粉，或用荞麦粉糁上，俱效。

治痘毒入眼。用谷精草为细末，以白柹或饧糖或猪肝不时蘸吃。

治痘痈。口嚼生黄豆敷上。干又易之。非口嚼者不效。

凡头面抓破，脓水不干。用多年屋上烂草研末，掺之。

附六畜诸症并中毒[1]

治牛马六畜因食水谷有伤，并瘟疫。用酒加些麝香末灌之，神效。

一方用酒曲煮汁灌之，立消。

治牛马伤。热用胡麻叶捣汁灌之，立差。

---

① 附六畜诸症并中毒：底本、清顺治序本、日本抄本均作“六畜”，据目录改。

治牛马疥癞。用荞麦梗烧灰存性，淋水洗之愈。

又方，用藜芦为末，水调涂愈。

治牛舌肿胀伸出口外，不收者。取蓖麻油蘸纸燃烧烟熏之而愈。因之以治人亦效。

治牛发痘斑。以青蒿作粥啖之。

治牛肩烂。用旧绵絮三两，烧灰存性，麻油调傅，忌水五日。

治马中结。用雄鸡一只，拳捶死，就热便开取心肝、肠肚、嘴爪，带粪入风化石灰一合，剁烂，用麻油四两调匀灌之。鸡不用。

治马瘦喂不肥。用贯众一两，为末，调灌。久则瘦虫自去即肥。

治马诸病。用白凤仙花连根叶，熬成膏，抹马眼角上，即汗出立愈。

治马断梁。先用盐擦去清水，后以胡桃去膜嚼烂贴之。若皮肉碎，填满，纸封之。

治马打破者。用马脚下尿屎，湿稀泥涂上，干即易之。或沟中青臭泥涂亦可。破成疮者，用丹枯白矾、生姜、五倍子，二味烧灰存性，等分，为末，入麝香少许，麻油调傅。已成脓者，以浆水同葱白煎汤，洗净傅之。

凡马行远路，宜早歇迟喂，未喂之，先饮数口水方可喂草，则无中结等病。

治羊夹蹄。用羖羊脂煎熟，去滓，以铁錍[1]子烧热，将脂匀錍上烙之，勿令入水，次日即愈。

治猫病。用乌药水磨灌之。

---

① 錍（pī 批）：通“鎞”。钗。

治猫癞。以柏油擦之，再发再擦二三次，除根。

治煨灶猫，专在灶内及火边睡者。用猪肠或鱼肠，入些硫黄在内，煨熟喂之。

治猫子死腹中。以朴硝煎汤灌之即下。牛亦然推之。以治人亦效，真奇方也。

治狗卒死。用葵根塞鼻内可活。

治狗遍身脓癞。用百部浓煎汁涂之。

治狗为虫蝇啮者。用麻油遍挼其身，立去。

治猪病。割去尾尖出血，即愈。

治狗虱。用朝脑擦毛内，以大桶或箱闷盖之，虱即堕地，急令人掐死之。

治猫狗虱癞。用桃树叶捣烂，遍擦其皮毛，少时洗去，一二次俱除。

治鸡病。以真麻油灌之愈。

治鸡哮。用白菜叶包鼠粪，醮香油掗[1]之。

治鸡瘟。用猪肉切碎，喂之愈。

又方，以雄黄为末，饭喂之愈。

治猪瘟。用白萝卜连茎喂之愈。

治鹤病。用蛇或鼠或大麦煮熟，喂之愈。

治鹿病。用盐拌豆料喂之，常喂豌豆则无病。

一方用蛆荚蒁煮汁作粥灌之，蛆立出。

治六畜疮中蛆。取桃竹笋捣碎纳之，蛆尽出。

一方用皂李叶捣碎，纳疮上。

---

① 掗（yà 亚）：压。

校后记

一、作者生平及医著简介

吴勉学，字师古，又字肖愚，生卒年不详，徽州歙县丰南（今安徽省黄山市歙县）人。《徽州刊书史长编》介绍：其曾官至光禄寺丞，后弃官从事刻书事业，是规模大、分工细的明代名坊师古斋的主人，成为明代徽州府最大的刻书家。《民国歙县志》记载吴氏“博学藏书，尝校刊经史子集及医书数百种，雠勘精审，所集河间六书，收入四库全书中，又尝与吴养春校朱子大全集”。所刊刻的医学类书籍有《校刊古今医统正脉全书》（1601）、《刘河间医学六书》（1601）、《痘疹大全》（1601）、《痘疹四种》（1601）、《海藏癍论萃英》（1601）、《师古斋汇聚简便单方》（约17世纪初）等。《师古斋汇聚简便单方》（又名《汇聚单方》《师古斋汇聚单方》）是其唯一一部由其本人收集汇编的方书，总共7卷，将涉及的百余种病证分为111门，每个主要病种前有简短的关于病证的理论介绍，随后列出对应的方剂，全书收集约1460余首民间单方、小方和验方。《中国中医古籍总目》记载该书成书为1601年，郑金生据明藏书家祁承爜编《澹生堂藏书目》载“《师古斋汇聚单方》六册，七卷”，也初步确定该书成书约17世纪初。

二、医著版本调研

该书自刊行至今，国内外现存藏本不多，目前仅见国内有3种残本，日本有3种全本。日本藏本中的明刻本，在日本国立公文书馆内阁文库网站上有全本书影，可供阅读和下载。郑金生先生也将此书影带回国内，并于2008年由人民卫生出版社纳入《珍版海外回归中医古籍丛书·第二册》影印出版。6种藏本的版本情况为：

（一）明刻本情况

1. 日本国立公文书馆内阁文库藏本　据郑金生先生在日本实地亲见所撰写的提要，对该版本的描述为，正文板框高19.9 cm，宽12.2 cm（此数据经与郑先生核对后确定，原影印本前提要所述数据高26.6厘米，宽17.2厘米有误）。每半叶9行，行20字，有行格线。软体上板，白口，书有“汇聚单方”4字，上单黑鱼尾，四周单边。版心上为卷数，下为叶数，最下面在卷1第1～4叶有“二百五十五”“二百九十六”“三百一十六”“三百一十五”等数字，其余卷中均无。每卷之首均书“明新安吴勉学编辑 / 田时丰诠次 / 芝城计中衡校正”，为7卷6册。该本无序跋，无牌记，无钤章，仅有目录和正文。其中，卷2卷名为“师古斋集验汇聚简便单方卷之二”，与其他几卷卷名比较，多了“集验”2字；卷5卷名为“师古斋汇聚单方卷之五”，又少了“简便”2字。整本书仅卷1末有“师古斋汇聚简便单方卷之一终”，其余6卷末没有如此对应结束句。

2. 天津医学高等专科学校藏本　《中国中医古籍总目》载：“明刻本，残。”经实地调研得知，该馆所藏版本仅有卷4～5共2册。卷4封面有收藏者题“汇聚简便单方奇验下”，并书有卷4部分目录内容。正文板框高20.1 cm，宽12.3 cm，每半叶9行，行20字，有行格线。软体上板，白口，书有“汇聚单方”4字，上单黑鱼尾，四周单边。版心上为卷数，下为叶数，卷首均有“明新安吴勉学编辑 / 田时丰诠次 / 芝城计中衡校正”

等字样。卷5卷名也是“师古斋汇聚单方卷之五”。由于该本没有卷1和卷3，其是否有牌记和清顺治十七年（1660）序及有无夹杂明《云合奇踪》内容叶等无从知晓，版本信息相较不足。目前仅据所见2卷正文版式和行款判断，姑且定为明刊本。

（二）清顺治十七年序刻本（简称清顺治序本）情况

1. 日本国立公文书馆内阁文库藏本　该馆登记版本信息为“清顺治十七年序刊本，六册，旧藏处为丰后佐伯藩主毛利高标献上本”。此为同刻本中唯一一种全本。该本有牌记，右一行为“新安吴勉学先生编辑”，后为“经验千金单方”书名。左下角有一钤章，印有“翼圣堂梓行翻版千里必究”字样。正文叶有由蒋先庚撰写的“单方序”，落款时间为“顺治庚子孟夏望日”。序的首页有五枚钤章印，自右至左、从上至下分别为“医学图书”“阡寿殿书籍记”“佐伯侯毛利高标字培松藏书画之印”“喝浪净印”“日本政府图书”，后为“汇聚单方目录”。正文首页及其他各卷卷首，均刻有“明新安吴勉学编辑/田时丰诠次/芝城计中衡校正”。正文板框高20.4 cm，宽12.4 cm。每半叶9行，行20字，有行格线。软体上板，白口，书有“汇聚单方”四字，上单黑鱼尾，四周单边。版心上为卷数，下为叶数，最下面在卷1第1～4叶有“二百五十五”“二百九十六”“三百一十六”和“三百一十五”等数字，其余卷中均无。该本正文还有一个特别的地方，即在卷3第4～5叶之间，混装订了一筒叶由明代无名氏撰写的朱元璋率群雄英烈推翻元朝统治、剪除割据势力、建立大明王朝故事的长篇小说《云合奇踪》（又名《英烈传》《皇明英烈传》等）的内容。该藏本在卷2的第7～8叶之间，夹杂一个残片。根据其中留有的文字内容，与明《医学纲目》相同，显然不是该书脱落的残片。卷 2、卷 5 卷名也分别是“师古斋集验汇聚简便单方卷之二”和“师古斋汇聚单方卷之五”。卷末结束句也是除卷 1 有“师古斋汇聚简便单方卷之一终”外，其余 5 卷均没有结束字句，唯卷 7 末，此本多一个“终”字，疑为刻坊补刻。

2. 上海中医药大学藏本 《中国中医古籍总目》载：“清顺治十七年庚子（1660）刻本，残。”实际调研所见，该刻本存有 4 册 4 卷，分别是一册含序、目录和卷 1，一册含卷 2，一册含卷 6，一册含卷 7。无牌记，无钤章，有蒋先庚所撰“单方序”，缺第 1 筒叶，存第 2 ～ 8 筒叶，内容和版式与日本藏顺治序刻本一致。正文板框高 20.2 cm，宽 12.6 cm。每半叶 9 行，行 20 字，有行格线。软体上板，白口，书有“汇聚单方”四字，上单黑鱼尾，四周单边。最下面也在卷 1 第 1 ～ 4 叶有“二百五十五”“二百九十六”“三百一十六”和“三百一十五”等数字，其余卷中也均无。每卷之首均书“明新安吴勉学编辑 / 田时丰诠次 / 芝城计中衡校正”。所存四卷目录及正文版式与日本藏清顺治序刻本相同。卷 2 卷名也是“师古斋集验汇聚简便单方卷之二”。不同点在于，日本藏本为 6 册 7 卷，而上海中医药大学所藏残本因为卷 7 为单独一册，显然是 7 卷 7 册。

（三）《中国中医古籍总目》未著录刻本

上海中医药大学图书馆尚有一种《中国中医古籍总目》未著录的残本，经实地调研得见，此版本为一种未知刊刻时间的残本。存有 2 册 3 卷，分别是一册含卷 4（仍有残漏叶），一册含卷 6 ～ 7。板框高 19.4 cm，宽 12.5 cm。每半叶 9 行，行 20 字，有行格线。软体上板，白口，书有“汇聚单方”四字，上单黑鱼尾，四周单边。每卷之首均书“明新安吴勉学编辑 / 田时丰诠次/芝城计中衡校正”。由于该本残存册没有卷2和卷5，故无从知晓这两卷的卷名是否也同其他版本。又该藏本最后6～7卷为一册，这与日本藏明刊本和清顺治序本的格式一致，而与其同馆藏的清顺治序本不一致。因此，这个版本既可能是明刊本的残本，也可能是清顺治序本的残本。这也可能是《中国中医古籍总目》未著录其馆藏版本信息的原因所在。

（四）日本江户抄本情况

日本国立公文书馆内阁文库中藏有一种抄本。郑金生曾在实地据《(改订)内阁文库汉籍分类目录》查得该库有江户时期的抄本一部。我们又据日本国立公文书馆官网著录信息获悉，该抄本为日本江户时期由丹波（多纪）元坚（1795—1857）手校本，原藏于江户医学馆，后被公文书馆内阁文库收藏，总计7卷6册。其版本情况为，书封面有“汇聚单方”书名及册数，第一册正文有“汇聚单方目录”，无序跋，目录后为正文，每卷之首也均书“明新安吴勉学编辑/田时丰诠次/芝城计中衡校正”。无板框、行格线和版心，正文每半叶9行，行20字。在卷1目录首叶及其他卷首叶，均有5个钤章印，分别是“医学图书”“跻寿殿书籍记”“多纪氏藏书印”“日本政府图书”“图书局文库”。每卷最后一叶均有一枚“图书局文库”印。在卷1后还有4个钤章，分别是“图书局文库”“丹波元简”“廉夫”和“心迹双清”。最后有“笠原英粲写”（墨笔）和“刘元坚校字”（朱笔）字样，说明该抄本是由笠原英粲所抄，后得丹波（多纪）元坚校正。书中有多处校正及补充文字的痕迹。抄本的卷2和卷5卷名也如同其他版本。

（五）关于现存版本所存问题的讨论

1. 清顺治序刻本的判定问题　比较日本所藏有清顺治十七

年序的全本与上海中医药大学图书馆藏有清顺治十七年序的残本情况，除了序，两个刊本的正文体例格式、行款、板框、文字字体及总体内容分布等均相同，且与明刻本一致，其与明刊本相较在于有无序及全本正文卷3混入的明《云合奇踪》一筒叶内容（上海中医药大学所藏残本缺卷3）之别。卷2卷名也是一样（上海中医药大学所藏残本缺卷5，无法获得卷名）。比较完了两馆所藏清顺治本与明刊本正文情况之后，再来针对清顺治本序进行分析。两馆均以此序落款时间断定为清顺治十七年刊本。藏于日本国立公文馆内阁文库中的清顺治本的序不缺叶，与上海中医药大学图书馆藏本序比较，除该馆藏本序缺了第一筒叶外，其余一致。序名“单方序”，总计600余字。

该序先论良医与良相之异同，再叙医者诊病以脉为主，后举两例宋代绍熙时一位邢姓名医诊病奇闻，再接后说蒋氏本人获得一部相传由邢氏编撰的方书。其曰：“予偶检旧帙，获《类聚单方》一书，传为邢氏编辑三十六门，各有其类二十四候，分治其时，味不烦多。”“参梓公之天下，溥阜群生寰区虽大，以兹书补救有余矣。”从这两句与所刊方书直接相关的信息里，可以看出，一是蒋氏获得了一部书名为《类聚单方》之书，相传是由宋名医邢氏所编辑，分为36门，24候，方中药味不多，这些信息符合书名“类聚”和“单方”之义。但纵观“师古斋汇聚简便单方”，其正文中的简称书名为“汇聚单方”，并无“类聚单方”之名，此其一。其二，《类聚单方》为宋人邢氏编辑，而《汇聚单方》为明人吴勉学编辑，两者分明是不同时代的两位编辑者。其三，吴勉学的《汇聚单方》将病证分为111门，收集约1460余首单方、小方和验方，这与序中所言《类聚单方》的内容在数字上相差甚远。其四，作为是对吴勉学《汇聚单方》所作的序，按照常例，序中应该有对该书再次刊行时的原委、作者及书中内容的介绍，但是整个序言中只字未涉该书信息，这就极不合乎常理。

综上分析，我们认为，该序并非是为吴勉学《师古斋汇聚简便单方》而作。其后面所附正文的体例与明刊本一致，内容上，除其在卷 3 混入明《云合奇踪》一点文献及卷 7 末结束字句补刻了一个“终”字外，余均一致。这就清晰地说明，所谓清顺治序本的正文，实际是使用明刊本流传至清初的同一个刻板翻印而成。所加蒋先庚序，也是书商和刻坊，如“翼圣堂”刻坊（该刻坊存在于明万历至康熙年间），为了更好地售卖此书而有意为之，导致了后人将这一批刊本误判为清顺治十七年刻本。

2. 抄本抄录于何种版本、何时抄录的问题

（1）抄录于何种版本问题　抄本是由丹波元坚校正，其生活于日本江户时期（1603—1867）的末期。日本江户时期为我国明代万历三十一年至同治六年。因此，抄本可能是抄录明刊本，也可能是所谓的清顺治十七年序刊本。就现在所见抄本中抄录的文献来看，其一，并未抄录清顺治十七年的序。其二，上面提到的顺治序本卷 3 第 4 ～ 5 筒叶中间夹杂有的明万历年间刊行的《云合奇踪》一筒叶内容，在此抄本中也没有出现。另外，此抄本抄录的版式与两种刻本比较，尽管没有板框和行格线，但正文文字内容和行款格式却与明刊本完全一致，并且卷 2、卷 5 卷名也与明刻本一样，也唯有卷 1 末有“师古斋汇聚简便单方卷之一终”结束字句，其余 6 卷末均无结束字句，卷 7 末也无顺治序刻本补刻的“终”字。其三，据丹波（多纪）父子两代人编撰的《医籍考》著录该书的信息仅有“吴氏（勉

学）师古斋汇聚简便单方，七卷，存"，后无序跋，也无编者按语，显然此时编撰者并未见所谓的清顺治十七年序刊本。鉴于上述证据，其抄录的版本当是依据明刊本。

（2）抄录的时间问题　该抄本中及馆藏信息中均无抄录时间的记录，只能从其他信息中去间接推断。抄本第一卷最后记录了抄录人为笠原英粲，校正者是丹波元坚。这里有两种情况，一是丹波氏雇笠原氏依据明刊本抄录，之后自己校正。若是这种情况，根据《中国中医古籍总目》载《医籍考》的成书时间为 1819 年。丹波元坚于 1831 年还为《医籍考》作了序，又于 1832 年作了跋，此时记录的该书信息依前，丹波元坚并未将其校正抄本的信息补录，因此，可以大体推断，抄本的抄录时间当在 1832—1857 年之间抄录校正的。当然，也还可能有另一种情况，即笠原氏在之前的某个时间依据明刊本抄录，后被丹波氏获得而校正，那么这个抄录时间就无法断定了。

（六）结语

该书自明末刊行以来，传世不广。现存有 3 种版本，一种是明刻本，一种是清顺治序刻本，一种是日本江户抄本。国内仅存有前 2 种刻本的残本，日本存有 3 种版本的全本。经过调研，其中，清顺治序刻本中所加之序，为后人将清顺治十七年蒋先庚为《类聚单方》所作之序误放所致，其正文版式与明刻本一致，为使用明刻本刻板翻印而成。日本江户抄本依据的版本，为流传至日本的明刻本，抄录校正时间可能在 1832—1857 年之间。

三、医著文献来源初探

该书是一部方书，故对其文献来源的考证和统计，主要是书中方剂文献来源的内容。该书最终统计收录的方剂为3137首，其中1319首来源于现存的107种医籍，568首来源于68种已经亡佚的医籍，但内容被其他医籍载录，193首被李时珍《本草纲目》收录，但其原先来源医籍未详。其余尚有1057首方剂未能找到具体的文献来源。来源最多的是宋朝的方书，其次是明朝、唐朝的医籍，但就方剂来源数量上来看，唐朝又是最多者，其次为宋朝、明朝的方剂。

四、医著编写特色及学术价值

该书名称中有“简便单方”四字，编写者在选择方剂时就凸显这个宗旨，具体在编写时整体表现的特色是“简、便、廉、验”，一切从临床实际出发。

（一）简

1. 组方精炼　该书中的方剂药物组成简单，多以常用药为主。全书方剂的组方药物数，除去针灸、祝由等51首不含药物方外，仅有一味药物组成的方剂有2149方，占总方剂数的68.5%，位居诸方之首。两味药和三味药物组成的方剂数量分别为667首和223首，各占总方剂数量的21.2%和7.1%。四味药及以上的方剂为49首，占总方剂数量的1.6%。可见书中所收方剂，其药味组成较为简单，临时索取也很方便，体现其所收方剂以组方精炼为主的特色。

2. 制法简单　所收方剂的制作方法简单和易操作，除了常见的煎煮汤剂外，其他多以研末、煎煮、捣绞等方法制成。如对于富含汁液的新鲜药物，采用直接捣绞的制作方法；对于能够通过研磨的方法制作的药物，直接研磨成细末，做成散剂，或者添加如蜂蜜、醋、糖、米汤等粘黏剂做成丸剂、膏剂或者栓剂等。制作方法体现了简单易操作的特色。

（二）便

1. 药物易得　该书为了突出一个“便”字，所录方剂中的药物组成除了少外，还有容易获得。药物种类以草类居多，这些草类药物均是野外不同季节易见易得之物，或者药店常备常用之品。其他如动物类药物，也绝大多数为家禽和家兽，容易获得。还有少量的矿物类药物和器物类药物，也都是常见和容易获得的药物。

2. 制剂方便　该书在制剂制作方面，多载录汤剂、散剂、丸剂。其原因是汤剂具有制作简单、吸收快、药效发挥迅速的优点，散剂和丸剂具有节省药材、服用和携带方便的特点。

（三）廉

书中所收方剂药物组成较少，组成药物多是草药，且野外易得，无需购买的，即使是动物药，也是家养或者野外通过狩猎获得。另外对于有些方剂中有贵重药物组成者，也是特别交代，或者有更为廉价的药物可以替代，或者就是去除这些贵重药物，留下廉价的药物也能够不影响方子疗效。如一方用麝香、皂角末二味，布包熨头上，可治疗偏正头疼，年久不愈。其交代“单用皂角末吹鼻，令嚏亦妙”。又如“一方用椿根白皮、人参各等分”，又特别强调“贫者止用椿根白皮，末，酒调或茶服亦可”等，凸显编者尽力为乡村民众减轻经济负担的意图。

（四）验

收录方剂还体现在编者注重方子疗效的特色。常在方子之后特别加上如“立效”“即愈”“即止”等句，以凸显方子疗效的显著一面。该书在学术价值方面，主要在以下两个方面较为突出。

1. *门类较全，注重实用*　该书涉及疾病门类较全，涵盖了内科、外科、妇产科、儿科、五官及牲畜等百门病症，既有常见多发病，也有一些罕见病等内容。书中精选收录了大量民间单方，组方精炼，制服法简单，疗效显著，体现了编者力图所选方剂能够为基层临床解决实际问题。

2. *保存了大量明以前单方验方文献*　该书所收方剂文献，有的是来源于现存的古代方书中的单验方，但是也还有 560 首方剂出自 68 本已佚医籍，如隋代的《梅师方》和唐代《子母秘录》等。尽管吴氏所录这些方剂也并不完全是其获得了第一手资料，但是其有意将之录在这本书中，也是为我们后人留下来了前人难见的方剂文献，实属难能可贵，文献价值较高。

总之，该书虽然流传不广，现存的版本也不是十分丰富，但就吴氏当年作为一位专业刻书的非医者，在主刻儒家经书、诗词歌赋及选刻医书之余，亲自编撰这部单验方，其精神令人钦佩，其行为难能可贵。收录疾病门类不可谓不全，精挑细选的单验方不可谓不多，其对保留大量古代方剂文献的贡献不可谓不大。这是一部值得后人学习研究并具有一定学术和临床应用价值的书。

方剂索引

七画

八画

九画

十画

十一画

十二画以上

总书目

扁鹊脉书难经
伤寒论选注
伤寒经集解
伤寒纪玄妙用集
伤寒集验
伤寒论近言
重编伤寒必用运气全书
伤寒杂病论金匮指归
四诊集成
秘传常山杨敬斋先生针灸全书
本草撮要
（新编）备急管见大全良方
（简选）袖珍方书
经验济世良方
师古斋汇聚简便单方
新锲家传诸证虚实辨疑示儿仙方总论
静耘斋集验方
普济应验良方
苍生司命药性卷
（新刊东溪节略）医林正宗
医圣阶梯
诸证提纲
颐生秘旨
医学集要
医理发明
辨证求是
温热朗照
四时病机
治疫全书
疫证治例
（袖珍）小儿方
类证注释钱氏小儿方诀
儿科醒
外科启玄
疡科选粹
王九峰医案
医贯辑要
棲隐楼医话
医学统宗
仁寿堂药镜